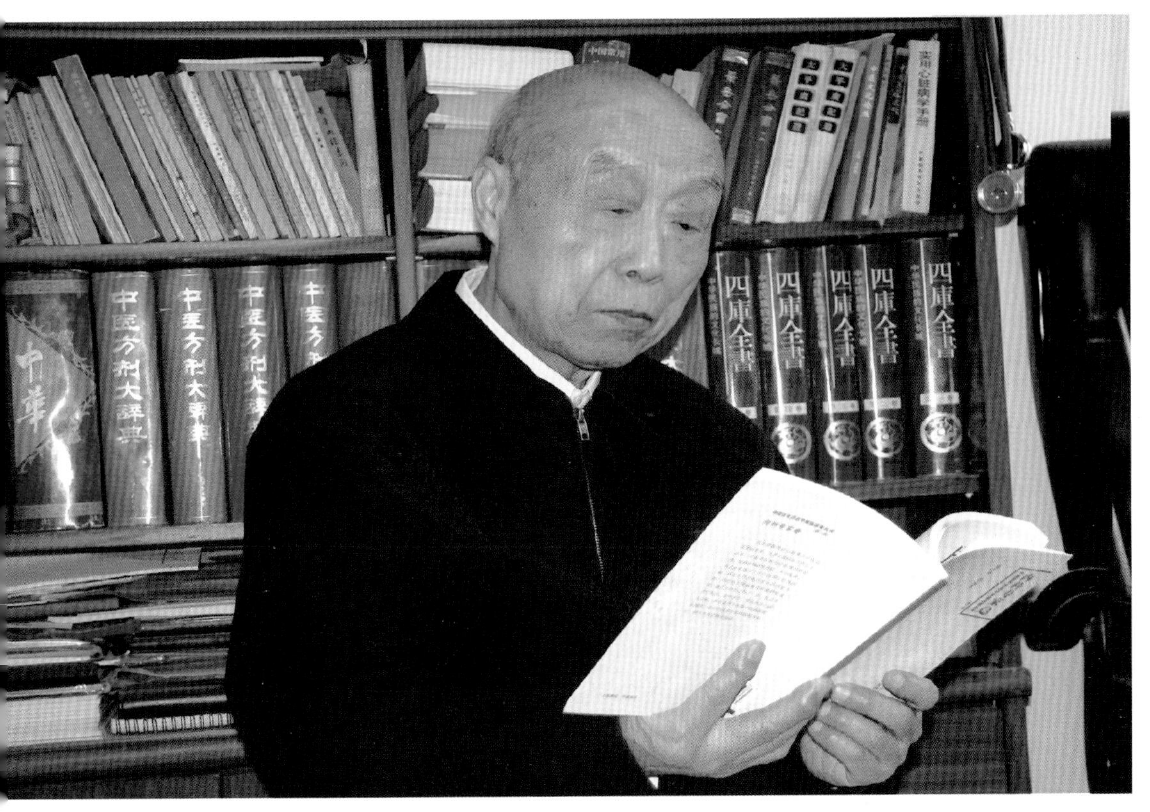

本书作者丁书文先生近照

品德高尚
医术精粹
书文校核存正

陈可冀 题

乙未冬至

中国科学院院士陈可冀题词

心系疾病热毒論

丁书文 编著

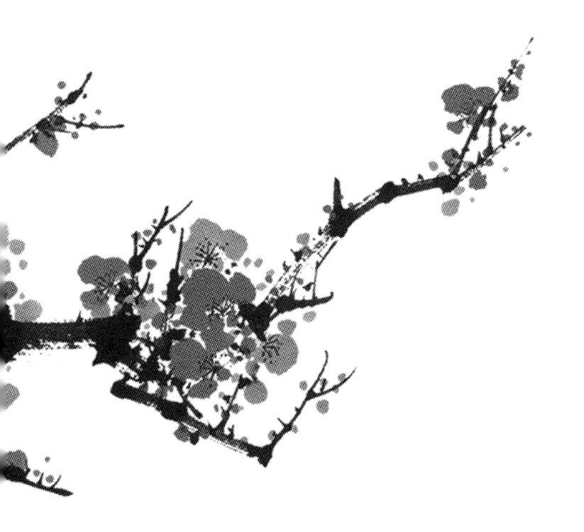

济南出版社

图书在版编目(CIP)数据

心系疾病热毒论/丁书文编著. —济南:济南出版社, 2016.7(2018.6 重印)
ISBN 978-7-5488-2231-8

Ⅰ.①心… Ⅱ.①丁… Ⅲ.①心脏血管疾病—中医治疗法 Ⅳ.①R259.4

中国版本图书馆 CIP 数据核字(2016)第 185592 号

心系疾病热毒论

图书策划 郭 锐
责任编辑 陈玉凤 侯建辉
封面设计 焦萍萍 刘 畅
封面题字 若 谷
出版发行 济南出版社
地 址 山东省济南市二环南路 1 号(250002)
电 话 (0531)86131730
网 址 www.jnpub.com
经 销 各地新华书店
印 刷 山东省东营市新华印刷厂
版 次 2016 年 8 月第 1 版
印 次 2018 年 6 月第 2 次印刷
开 本 170mm×240mm 16 开
印 张 10
字 数 186 千
印 数 3001—6000
定 价 38.00 元

参编者名单 （以姓氏笔画排序）

孔祥英　卢笑晖　左瑶瑶　张锡国
李运伦　李　晓　陈守强　苑嗣文
侯建辉　彭　波　焦华琛

序

冠心病是危害人类健康的重大疾病，虽然近些年诊断技术和治疗手段有了巨大进步，但疾病负担仍然很重。近几十年来，我国冠心病发病率一直呈现上升的趋势，同时有低龄化倾向。发挥中医药优势，对防治冠心病、减轻疾病负担具有重要意义。

中医药对冠心病的认识有几千年的经验积累。冠心病在古代中医典籍中记载为心痛、胸痛、胸痹、心悸等；根据疼痛程度和病情，又有厥心痛、真心痛、卒心痛等病名。对于其病因病机，历代医家不断深化认识，丰富了对冠心病的辨证论治理论。汉代张仲景将胸痹病因病机归纳为“胸阳不振，阴邪搏结”之阳微阴弦，提出“宣痹通阳”治则，并创瓜蒌薤白白酒汤等系列方药；隋代巢元方提出心痛有虚实两类，治法当异；宋元医家又拓芳香、温通、辛散之治法，用药也多与温阳、益气、养血、滋阴等扶正之品伍用，如用苏合香丸治卒暴心痛；明代王肯堂用失笑散及桃仁、红花、降香等品活血祛瘀以治疗死血心痛；清代陈念祖以丹参饮治心腹诸痛，王清任立血府逐瘀汤治胸痹心痛，至今仍在临床应用。近代对胸痹心痛的认识更加深入，辨治更加周密。20 世纪 60 年代郭士魁、陈可冀教授等提出以活血化瘀法治疗冠心病，取得确切疗效，并在作用机理和药物研发方面取得了重大进展；80 年代，廖家祯教授提倡以益气活血法治疗冠心病；90 年代末，我国开展了冠心病痰瘀互结病因病机及辨治研究。

综上可知，中医药对冠心病的认识和治疗并不是僵化不变的，而是根据病证变化而变化，推测病机，创治则治法方药。窥斑见豹，举一反三，中医药学术一直是与时俱进、不断发展的，这也是中医药能够历经数千年而不衰、永葆学术青春的根源。

自20世纪90年代，山东中医药大学丁书文教授带领的学术团队从事心血管疾病的防治研究，并在实践中总结经验，发展理论，提出“气虚血瘀热毒”是冠心病重要病机的认识，分析了热毒内在化生的内涵，阐述了病因病机，并开展了“益气活血解毒法”治疗冠心病的系列研究，总结了临床诊治规律及方药，并开展了基础实验研究。历经二十余年，热毒论研究逐渐拓展到高血压病、高脂血症、心力衰竭及心肌病等心血管疾病领域，扩展了心系疾病防治的途径和方法，促进了学术发展。

心系疾病的热毒学说是在传统中医药理论基础上，结合临床需求而形成发展起来的新学说。它来源于临床实践，又经过长期的临床验证，显示了防治心血管疾病的良好效果。不揣粗浅，如能明确“热毒论”适宜的病理阶段和证型，更有利于推广应用；实验方面增加炎性因子及斑块稳定性研究内容，更有利于揭示热毒论的现代科学内涵。

《心系疾病热毒论》一书，对热毒论及临床应用进行了系统的总结，值得同道参阅。我与丁教授相识二十余年，敬佩他的深厚学识，更敬重他宽厚低调的人品。辛勤耕耘五十载，开拓新识殊不易。书将付梓，先睹为悦，书序为贺。

中国工程院　院士
中国中医科学院　院长　张伯礼
天津中医药大学　校长

2016年春

前　言

自20世纪70年代初，在全国开展高血压病、冠心病、肺心病三病的研究，至今近半个世纪。回忆冠心病研究发展历程，大致可以分为：70年代继承《金匮要略》及《医林改错》的学术思想，以宣痹通阳、活血化瘀治法为主线；80年代以益气活血化痰治法为主线；90年代初，开始认识到冠心病的热毒问题，冠心病的临床逐渐发展形成以益气化瘀解毒治法为主线。之后，热毒研究逐渐扩展深入到高血压病、高脂血症、心律失常、心力衰竭等多种心系疾病。经过二十多年深入持续研究，逐步形成现代心系疾病热毒论的理论和临床框架。

现代心系疾病中的热毒与传统的温热、温毒、疫毒、热毒有截然不同的含义和内容。由于自然社会环境、饮食结构及生活方式等因素变化，疾病谱也有所变化，心系疾病患病率、发病率、死亡率逐渐升高，成为危害人们生命健康的头号杀手。心系疾病病因病机复杂胶结，病情凶险难愈，热毒被确定为心系疾病重要的病机病证。它是在现代发病环境及患者身体体质条件下，机体阴阳气血虚衰失调，痰湿火瘀蕴结产生的内生病邪。热毒像大海中的礁石，江河中的暗流，隐伏暗藏，早期可能没有症状表现，但致病后果严重。心系疾病热毒论揭示了热毒如何产生、热毒与痰瘀等其他病理产物的相互作用关系，研究了热毒证临床表现及热毒证的治法方药。现代心系疾病热毒论深刻地认识到心系若干疾病的实质和危害，扩展了对心系疾病进行防治的途径和对策，提高了临床疗效及预防风险的能力，标志着祖国医学在心系疾病的创新研究发展到新的层面。本书是对二十多年来心系疾病热毒论研究的集中展示。

本书分总论和各论两部分。总论第一章主要是对历代关于热毒论述的文献资料进行了梳理。第二章回顾了近半个世纪心系疾病研究的发展历程。第三章介绍了心系疾病热毒的含义。第四章阐述了心系疾病热毒形成的病因病机。第五章总结了热毒证诊断依据。热毒证的诊断标准一直是个难题，经过较长时间的研究思考及临床体验，多次修改，仍难以形成一个细致量化的诊断标准，因此，以“诊断依据”形式替代。诊断依据从中医症状、西医疾病、病程长短、治疗预后等多层次、多方位立体视觉判定，力求较早期、较准确客观地反映出热毒存在及其轻重程度，这也是祖国医学整体辨证思想新的体现。即使这样，在临证时对热毒证诊断仍需仔细洞察，谨慎把握。第六、七章是热毒证的治则治法及治疗方药，看起来都是一些老法老方老药，实际上已输入新的功效和作用，即老药老方新用。第八章则简单介绍了心系疾病的一些预防和保健知识。

各论部分全面介绍了冠心病、高血压病、高脂血症、心律失常、心肌病、心力衰竭、病毒性心肌炎及糖尿病的病因病机、辨证施治，其中热毒部分是叙述重点。由于糖尿病与心系疾病关系密切，本书也将其列入了各论内容。

现代心系疾病热毒学说尚在研究发展之中，读者对一些学术观点可能有不同认识，希望本书面世能增强交流切磋，促进学术发展。

目　录

总　论

第一章
心系疾病热毒论的起源与发展

中医学治疗心系疾病具有悠久的历史，心系疾病的典型表现及类似记载很早就出现在我国古代文献中。自先秦至民国时期，历代医家在该病的病因病机、辨证分型、理法方药、预防调摄等方面均积累了大量的理论认识与临床经验，并建立了系统的辨证论治理论体系。现代以来，中医对该病更为重视，在逐步完善其病因学、证候学、治疗学等理论的同时，当代医家继承发挥古代医家观点认识，在此基础上结合各种新的研究手段以及现代医学观点，就冠心病、高血压病、心律失常、心力衰竭、高脂血症等的辨证治疗提出了许多新见解、新思路、新论断，积累了众多宝贵的实践经验。

近几十年来，由于人民生活水平的不断提高，生存环境、生活方式及饮食结构悄然改变，疾病模式及疾病谱也发生了变化，传统心血管疾病的诊疗思路已不能满足现代医疗的需求。临证实践表明，当今人们的体质乃至病理生理特点、疾病传变较以前都有很大不同，现代人的疾病特点变为实证多，痰浊瘀滞证增多，热毒与心血管疾病的关系越来越受到关注。20 世纪 90 年代，笔者依据临床经验及研究资料，提出了心系疾病中的热毒学说，为中医学诊治心血管疾病提供了新的切入点。

笔者从研究古今文献中发现，热毒导致疾病的理论由来已久，历代医家虽未明确提出，但对其病因病机、诊断治疗等均有研究，从热毒论治心血管疾病具有坚实的理论基础。因此，笔者重新系统梳理古今文献资料，阐述热毒在发病过程中的作用，为心系疾病热毒学说的辨证论治体系的创新提供应用理论依据。

一、热毒致病的源流

热毒作为一种具有火热之性的毒邪，是一类性质凶险、胶结难愈的病邪，可导致脏腑、气血失调，经络损害，正所谓无邪不有毒，毒从热化，变从毒起，瘀从毒结。热毒的致热性已得到众多医家认可，受到历代医家的广泛重视，对热毒邪气的理解不断加深，使传统热毒之邪在成因、属性、治疗等方面得到极大的丰富和发展。

（一）秦汉时期

《内经》是中医学理论体系的渊源所在，其中亦可寻得热毒理论的源头。《素问·五常政大论篇第七十》曰："寒热燥湿不同其化也，故少阳在泉，寒毒不生；阳明在泉，湿毒不生；太阳在泉，热毒不生……"提示热毒作为一种致病因素，是邪气演变的产物，认识到热毒可以导致疾病，如《素问·风论》曰"疠者，有荣气热胕，其气不清，故使鼻柱坏而色败，皮肤疡溃"，开后世热毒理论之先河。《金匮要略》根据证候的属性把毒邪分为阳毒和阴毒，提出阳毒、阴毒致病及其证治方药，对后世产生深远影响。

（二）隋唐宋金时期

隋唐宋金时期热毒致病开始为大家所重视，各个医家在热毒的致病及治疗等方面做了深入的探讨和阐述，热毒之邪致病理论体系初步形成，有关热毒的病因学理论进一步发展。隋巢元方在《诸病源候论》中分析了热毒与六淫之热有质的不同，并指出热毒可从热化、风气相搏而来，"此由表实里虚，热气乘虚而入，攻于肠胃，则下黄赤汁，此热毒所为也""此由风气相搏，变成热毒"。这一时期，开始将毒邪与温热疫毒联系起来。《千金方》载"毒病之气"可致"时气瘟毒"。《肘后备急方》所言："其年岁中有厉气，兼夹鬼毒相注，名为温病。"其中所言均指病因，皆为外来之疫毒。《三因方》中指出"瘟疫时气"是指不同于"寒暑风湿"的毒气，曰："所谓中伤寒暑风湿瘟疫时气，皆外所因。"将毒与六淫之邪区别开来。这一时期对热毒的诊断也有所发展，《敖氏伤寒金镜录》中详细记录了热毒之舌象，如"舌有红色而有小黑点者，热毒乘虚入胃""舌现红星，诚为热毒传里之症""舌见红色，更有裂纹如人字形，乃君火燔灼，热毒炎上""舌见灰色而有黑晕两条，是属热毒传遍三阴"，并提出用玄参升麻葛根汤、化斑汤、凉膈散、白虎合承气汤治疗。《伤寒总病论》强调外感病宜首重解毒祛邪之法，金元时期的诸多医家秉承其说，治疗外感病常以解毒攻邪治之。《黄帝素问宣明论方》则搜集了治疗热毒之方，如“十枣汤……治斑疹热毒”“海蛤玉粉散，治血痢，解脏中积热毒”“辰砂丸，治一切脾胃虚，疟邪热毒者”“龙脑地黄膏，治小儿急慢惊风，痰涎上潮心胸……一切热毒”。在《素问病机气宜保命集》中也有记载：“治大便后下血，腹中痛者，谓热毒下血，当服芍药黄连汤。”

（三）明清时期

随着医家临床实践经验的不断积累，热毒的含义更为明确，如陈士铎言“火郁之极，必变蕴而为毒”；徐直钰云“殊不知，毒即火，毒化而火亦清，毒凝而火愈郁”；余霖曰“疫既曰毒，其为火也明矣”；雷丰认为“温热成毒，毒邪即火也”；何秀山指出“火盛者必有毒”；王孟英有言“疫证皆属热毒，不过有微甚之分耳”；周国雄则云“热证、火证之猛烈、顽乱者称为热毒、火毒”，认识到火热之性是毒的重要属性，热毒是毒邪的主要存在形式。这一时期喻嘉言首倡毒有内外之别，谓“外因者，天时不正之时毒也，起居传染之秽毒也；内因者，醇酒厚味之热毒也，郁怒横决之火毒也”，为后世对热毒的分类奠定了基础。后世医家对热毒的病因理论体系进一步完善，使热毒致病理论进一步明确。《素问经注节解・生气通天论》曰：“丁者，火也。大丁，热毒也。热毒伤人，无处不到，岂必在足。……膏粱之子，内纵房劳，体必空虚，外恣口腹，热毒蓄积，如持虚体，受此热毒，其何能堪，是谓受如持虚，今之患痈疽而死者是也。”对热毒引发的疾病有了更丰富的认识和阐释。《类经・十二经之厥》有言：“肠痈发于少阳厥逆者，相火之结毒也。”《脉诀乳海》认识到热毒可导致胎漏、胎动不安，“夫胎之漏，或食动胎之物，或因热毒之气侵损”“胎不安则上冲心而气急，下溺赤而如血，热毒攻于阳明，则生赤黑斑点。内外俱为热毒所伤，而胎未有不殒者矣”。胃痈与热毒之气的形成亦有相关性，《杂病源流犀烛》有云：“胃痈之症，端由胃阳之遏。然其所以致遏，实又有因，不但寒也，必其人先有饮食积聚，或好饮醇醪，或喜食煎煿，一种热毒之气，累积于中。”《三指禅》中明确指出：“凡属于肺痈与胃脘诸痛，总是热毒蕴结。”《素问经注节解》则载：“痈肿者，热毒壅于内而肿硬也。”《黄帝内经素问集注》：“痈者拥也，疽者阻也。谓热毒外壅内阻。”对热毒之邪的诊断也逐步建立。《脉诀乳海》中记载了关于热毒的脉症，如“脾部脉微而浮，是外之风邪热毒”“长脉为阳，三关通度，则知阳邪热毒”。《脉理求真》中指出：“数而有止曰促……肺痈热毒，皆火极所致者。”除脉诊外，对关于热毒的舌诊也多有见解。周学海认为“若红极为温热之毒，蕴于心胃，及瘟疫热毒内盛也……红中有黑苔者，热毒入少阴也。……红极有黄黑芒刺者，热毒入腑也”。张登在前人的基础上进一步发展，著《伤寒舌鉴》，指出“舌苔从中至尖通黑者，乃火土燥而热毒最深也”“舌长大胀出口外，是热毒乘心”等。治疗上重视清热解毒之法，如在《三指禅》中有云，“名方中不离黄连为君药，解其煎熬之热毒也”；周学海对热毒入少阴者，用大承气合白虎汤治疗；热毒入腑者，则应用调胃承气汤；张登也提出使用泻心汤来治疗热毒乘心之证。

（四）近现代时期

近半个世纪以来，随着外感温热病得到明显的控制，外感毒邪的研究逐渐被内生毒邪所替代，与此同时，疑难病与慢性病的临床疗效不佳，迫使人们探索疾病是否存在其他病因病机。由于人民生活水平提高，生活方式及饮食结构的改变，当今人们的体质乃至病理生理特点、疾病传变都较以前有很大不同，导致现代人的疾病特点变为实证多，瘀滞热毒证多。因此内生热毒逐渐被人们所重视，不少医家对此进行了探讨，使热毒致病的理论体系得到极大丰富。

肖森茂等认为“内之邪毒指由内透发之热毒，主要由脏腑功能紊乱、阴阳气血失调，造成偏盛或郁结不解而生毒”。刘更生认为内毒“系因脏腑功能和气血运行失常使体内的生理产物或病理产物不能及时排出，蕴积体内而化生”，如粪毒、尿毒、痰毒、瘀毒等。内毒多在疾病过程中产生，既能加重原有病情，又能产生新的病证。内毒之生，多标志着疾病进入危重阶段。姜良铎等将毒的含义泛化，认为凡是对机体有不利影响的因素，无论这种因素来源于外界或体内，统称为毒，外来之毒除传统之毒外，尚包括伴随社会发展环境中存在的空气污染，化肥农药、噪声及电磁污染等；而“凡来源于体内的人体不需要乃至有害健康的物质统归于内生之毒的范畴”。也有学者对“内生毒邪”的本质进行了深入的探讨。邓泽明等认为“造成脂质过氧化损伤的氧自由基恰是内源性热毒的一种”。李鸣真等认为清热解毒法“能解外源性之毒——细菌、病毒和内毒素，还能解内源性之毒——氧自由基、炎症介质和组织因子”。还有不少学者从“内生毒邪”的角度来认识内伤病的病因病机。王永炎强调毒邪在缺血性中风发病中的重要性，提出中风后常有瘀毒、痰毒、热毒互结，破坏形体，损伤脑络。李澎涛等认为脑络瘀阻导致营卫失和，卫气壅滞而化生火毒，进一步损伤脑络，是中风病康复困难的病机关键。唐启盛等认为痰浊停聚和脉络瘀阻后所产生的“内生之毒”是老年期血管性痴呆发病过程中的基本病理环节。魏营等认为邪毒侵心是病毒性心肌炎的发病关键，邪毒入侵，酿成热毒，入心包脉络，损伤心之气阴，导致痰瘀形成，凝聚心脉而发病，临床见胸闷、胸痛不适、舌苔厚腻等。

二、心系疾病热毒论的发展

《灵枢·五邪》曰："邪在心，则病心痛。"这里所说的"邪"就是心痛的病因。历代医家为探索"邪"为何物、"邪"从何而来做出了不懈的努力，各种理论与学说应运而生。例如《内经》提出的以风寒之邪为主的外邪致心痛说，在古代胸痹心痛病因学说中居于重要的地位；张仲景的"阳微阴弦"理论对后世产生了深远的影响；明清医家重视情志内伤引发的心痛；痰凝、瘀血所引发的心系疾病也受到了医家的广泛重视。

心为君主之官，为阳中之太阳，五脏六腑之大主，心阳是心发挥作用的主要动力，心阳至贵，所以其不可虚，虚则生寒成病。然而我们也应该看到，心阳之病，并非均是虚证，也有实证：暑热邪气中人，客于心脉，热扰心神且化火伤阴；情怀不畅，肝气不舒，心气亦不得条达，郁而生热；嗜食肥甘、烟酒无度，脾虚生湿，内热灼津成痰，痰热互结，滋生它邪。火邪、郁热、痰火生成之后，窜扰胸中，痹阻心脉，而发胸痹心痛。因此热邪对心系疾病的发生发展具有重要意义，古代医家多从郁热的角度论述心病，后世以此为基础结合现代疾病的新特点逐渐建立了心系疾病的热毒学说。

（一）内经时期

古籍中虽无"热毒"导致心系疾病之说，但心系疾病与热邪相关的论述源远流长。在《内经》时代初步认识到热邪可致心痛，《素问·刺热》云"心热病者，先不乐，数日乃热，热争则卒心痛，烦闷善呕，头痛面赤无汗，壬癸甚，丙丁大汗，气逆则壬癸死，刺手少阴太阳"，其所言即指情志不舒，郁而化热，热甚则邪正相争故引起卒心痛。《素问·至真要大论篇》云"火热受邪，心病生焉"；《素问·气交变大论》云"岁金不及，炎火乃行……民病口疮，甚则心痛"；《素问·至真要大论》云"少阳在泉……主胜则热，反上行而客于心，心痛发烦"等，都提示热邪是引发心系疾病疼痛的病因之一。《素问·厥论》云"阴气衰于下，则为热厥""少阴之厥，则口干溺赤，腹满心痛。……手心主少阴厥逆，心痛引喉，身热，死不可治"，提出了手少阴火热之邪炽盛、经气厥逆可发为热厥心痛。晋代王叔和提出了因热所致心病者的脉症特点及治疗方药，在其《脉因证治·热》

中说："心热者，微按之热见于血脉，日中甚。其证烦心、心痛，掌中热，以黄连泻心汤、导赤散、朱砂安神丸。"晋代葛洪的《肘后备急方》中治疗卒心痛的方剂，有三首是纯以清热药组成的，说明当时医家已经认识到了心痛热证的存在并给予相当的重视。

（二）隋唐金元宋时期

在《内经》的基础上，隋唐宋医家提出了胸痹心痛热证的病因和发病，认为邪气外束，郁遏阳气，阳气不得宣通畅达，壅瘀生热，可导致心痛的发生，证属心火。巢元方在《诸病源候论》云"其痛悬急懊者，是邪迫于阳气，不得宣畅，壅瘀生热，故心如悬而急烦懊痛也"，即是对气郁生热之义的阐述，此说对于热证心痛之病机可谓一大发明。《圣济总录·心痛懊恼》云"阳中之阳，心也，与小肠合，其象火，故其支别络，为风冷邪气所乘，留薄不去，阳气不得宣发，郁满生热，则心神懊恼而烦痛"，说明心属火，心病易化火生热。此外唐代孙思邈在《备急千金要方·心脏·心虚实》中记载了所谓"心实热"的脉症，"左手寸口人迎以前脉阴实者，手少阴经也，病苦闭，大便不利，腹满，四肢重，身热，名曰心实热也"，并记载了三首治疗"心实热"的方剂，如"治心热实或欲吐，吐而不出，烦闷喘急，头痛"用石膏汤，表明当时已经具备了清泻心经实火的用药模式。

不少医家通过长期的临床实践，对火热心痛的病机有了更进一步的认识。金代刘完素将心痛从病因角度分为寒厥心痛、热厥心痛、大实心痛三种，是心痛辨证论治的开始，具有重要意义。他提出"有热厥心痛者，身热足寒，痛甚则烦躁而吐，额自汗出，知为热也，其脉洪大"，描述了热厥心痛的临床表现特点。之后，朱丹溪在《丹溪治法心要·心痛》提出"若明知是寒，初当温散；病久成郁，郁生热而成火""大凡心膈之痛，须分新久。……病得之稍久则成郁，久郁则蒸热，热久必生火"，说明当时的医家已经认识到郁热可致心系疾病，并提出开郁治疗热郁胸痹心痛的原则，这对热证埋论的应用起了很大的推广作用。

（三）明清时期

在明清时期对火热之邪气引起的心悸、胸痹心痛、真心痛等心系疾病的病因做了扩展，使得火热邪所致心系疾病的理论逐渐趋于完善。李梴认为造成热证心痛的病因有郁热（寒郁为热、七情内伤、五志化火、逆犯心包）、痰火（酒食积热、生痰化火）、暑毒三种，在其《医学入门》云"厥心痛……稍久寒郁为热，或因七情者，始终是火""热痛，内因酒食积热，痰郁发厥，手足虽冷而身热，甚则烦燥吐逆额汗”“来去痛，肺郁痰火，劳心则发热”“热，因心包络暑毒乘心，痛彻背俞，掌热”，对热证心痛的病因论述较为详细。《症因脉治·胸痛论》中阐明了引发热证心痛的诱因，指出：“内伤胸痛之因，七情六欲，动其心火，刑其肺金；或怫郁气逆，伤其肺道，则痰凝气结；或过饮心热，伤其上焦，则血积于内，而闷闷胸痛矣。”《石室秘录·卷六·中暑门》中指出暑热可引发心痛，“中暑猝倒，心痛欲死者。不治之症也。暑气最热，而心乃火宫，以火入火，何以相犯而竟至心痛欲死也。不知心火，君火也；暑火，邪火也。邪火凌心，与邪水浸心，原无彼此之异”。李用粹在其《证治汇补》中则提出痰热也是心痛的诱发因素，“肺郁痰火，忧恚则发，心膈大痛，攻走胸背”。清陈士铎则提出了“肝郁生火，火邪犯心”的病机，在《辨证录·心痛门》载：“人有心痛之极，苦不欲生，彻夜呼号，涕泗滂沱者，人以为火邪作祟也。然致此火邪之犯心者，何故乎？盖因肝气之郁而不舒，木遂生火以犯心矣。”皇甫中则指出嗜酒也是热厥心痛的重要病机，“热厥心痛者，其人必纵酒，蓄热在胃，偶遇寒郁而发”。

清代不少医家治疗心痛证分寒热二种，重视热证心痛同于寒证心痛，如《傅青主男科·心腹痛门》云“心痛之症有二，一则寒气侵心而痛，一则火气焚心而痛。火气焚心者，手足反冷”“经年累月而痛者，邪气犯心包络也。但邪有寒热之辨”。《杂病源流犀烛》和《类证治裁》中也将厥心痛证候分为寒热两类，身热足厥，烦躁心痛，脉洪大者，为热厥心痛，证多因热郁气逆。此时期对热邪所致的心系疾病的脉症进一步充实丰富，如《金匾翼·心痛统论·热厥心痛》云“热厥心痛者……其脉浮大而洪”；《证治汇补》云“脉法心痛者，脉必急；痛甚者，脉必伏；又热则数，痰则滑，瘀则涩，虚则濡”。对热证引发的心系疾病的临床表现同样有较为详细的记录，如《医学纲目·心痛》云“热厥心痛者，身热足冷痛甚则烦躁而吐。额上自汗，知为热也，脉洪大”；《医学入门·心痛》云“热因心包络，暑毒乘心，痛彻背俞，掌热”。治疗上方药逐渐丰富，明确提出了火多实则或散或清之的治疗原则，重视清热解毒之品对热证心痛的治疗作用。李梃在治疗上指出心痛新发则温散或温利，久而化热，则治以“苦寒泻火为主，辛热行气为向导”；陈士铎《辨证录·心痛门》列出了救痛安心汤、栀香饮治疗“火邪犯心”之心痛；林佩琴提出“寒久郁则成热，用山栀为热药向导，佐以生姜，多用川芎开之”；《古今医统大全·心痛门》以连茱丸治热乘心痛，山栀丸治热气乘心作痛；《医学纲目》中记载，以黄连泻心汤、导赤散、朱砂丸、安神丸、清凉散之类治疗热证心痛。

（四）现代文献论述

20世纪90年代以前对心系疾病病因病机的研究多以古代医家火热理论为基础。路志正教授认为，冠心病病因病机已不止“阳微阴弦”，即使胸中阳气不亏，在饮食、情志等因素作用下也可发生冠心病，病机特点是素体阳盛，由于饮食不节，致纳运不及，聚湿生痰，蕴而化热，湿热上蒸。肝火上炎致心痛治以泻肝降逆法，用泻青丸合小陷胸汤；胆火扰心致心痛少阳火旺者，以黄连温胆汤；肝胆湿热者，治用龙胆泻肝汤。董晓初认为热证心痛分两种：一为痰热；一为火邪，多因感受温热之邪，或气郁化火，耗伤心气所致。痰热者，治宜清热化痰，通阳宣痹，方用瓜蒌薤白半夏汤合葶苈大枣泻肺汤加减；火邪者，治宜清热泻心，活血通痹，方用泻心汤加味。吕同杰也认为心绞痛发病多与火邪相关，他指出无论是五志、五气为患，还是饮食、劳倦、痰浊、瘀血，均可内结郁久，蕴热化火。火邪易耗津伤液，灼津为痰；又易入血脉，壅遏气血致瘀。如此痰随火升，痰瘀互结，导致心脉不通，心痛骤然而作矣。尤其素体阳盛之人，最易气从火化，罹患本病，主张凉血清火，方用清心化瘀汤。

肝为心之母，心为肝之子，肝火、心火二者相激相助，使脏腑气机愈加逆乱，因此有医家指出热证心痛与肝火关系密切。周次清教授认为肝郁日久化火可导致心痛，并兼见胸中灼热胀痛，头晕头痛，面红目赤，口苦心烦，小便黄，大便干，舌红苔黄，脉弦数。于志强认为冠心病应从肝论治，运用清肝泻热化痰行痹法，主要针对肝郁日久或暴怒伤肝，化热化火，肝木亢盛，横逆中州，脾土失于健运，痰浊内生，肝热与痰浊互结，闭阻心脉而致的胸痹心痛病机而设。治以清肝泻热，化痰行痹法，采用自拟方“清肝化痰汤”治疗。田乃庚教授认为气郁化火，湿热蕴结，亦可扰动心神。治宜清肝泻火，解郁安神，可用丹栀逍遥散、龙胆泻肝汤加减治疗。由于心与其他脏腑在生理上相互联系，因而也有不少医家认为热证心痛往往由于其他脏腑功能失调影响于心，如曹惕寅认为心绞痛之发作，皆由厥气冲逆，猝然而发，发无定所，或属于肾，为阴火上冲；或属于脾，为中焦阻滞；或属于肝，为木火郁发；或属于肺，为上焦闭塞。他经之阴火、郁火、实火激发本经之火，他经之厥气冲动本经之气，气火交并，则易冲逆壅塞，而致心绞痛。

在诊治心肌炎时，有医家根据温病学说“温邪上受，首先犯肺，逆传心包”的理论，明确提出热毒在心肌病中发病的作用。查玉明认为心肌炎多继发于病毒性感冒，始于由表及里，热伤营阴，毒热内陷，或伏邪内发，心肌受累，心肺同病是其病变规律。临床上多采用清热解毒、养阴护心法治疗。王国三认为温邪热毒蕴蓄于体内，久则损及心脏，耗伤心气，灼伤心阴。又因心为血脏，热毒侵犯，必气血逆乱，致血中气滞，气中血滞。治疗上主张应用通痹饮以清热解毒，行瘀通痹。

20 世纪 90 年代，随着社会的发展，环境、气候的改变，人们的生活、饮食方式的变化以及工作压力的增大，易导致火热之邪；同时体内脂、糖、浊、瘀等毒蓄积蕴结，变生热毒，败坏形体，损伤心及心络，导致心系疾病的发生。

冠心病是一个长期发展的过程，其病理产物在体内不断累积，作用于人体进而加重病情，因此王少英认为在冠心病长期渐进的病理过程中，不论何种病因，发展到一定程度都可生毒，即“邪极生毒”“虚极生毒”“病久生毒”，冠心病的“热毒”就是在病程迁延日久的过程中产生并积累起来病理产物。同时王少英还提出冠心病热毒的形成大体经历了脏腑功能失常期、气血津液紊乱期、成毒犯心损络期三个过程。洪永敦同样认为冠心病其病理产物“热毒”是在长期过程中产生并积累起来，作用于人体进而加重病情的。疾病初期（无症状期），痰瘀热毒仅聚结于局部血脉，此时可无症状或症状轻微；疾病中期（稳定期），邪伏日久致营卫失和，气血亏损，脏腑败伤，由此又可进一步增加热毒的化生，痰浊瘀血等代谢产物的堆积，导致心脉痹阻，心痛时作；疾病后期（不稳定期或猝变期），气血逆乱，热极毒盛，火性冲逆向上，毒邪致病速疾而势暴，如此痰瘀毒互结，随火上乘，导致心脉不通，心痛频作，甚则心胸猝然大痛，而发为真心痛。王鹏等总结了热毒导致急性冠脉综合征的病机演化过程，其认为机体感邪后，脏腑功能失常，火热内生，积火日久而生热毒，热毒伤及心络导致急性冠脉综合征的发生。其病理性质属实证或本虚标实，热毒煎熬津液可产生痰浊、瘀血，热毒、痰、瘀合而为病，为实证，热毒伤阴，阴虚火旺为本，热毒、痰、瘀合而为病，为本虚标实。王氏主张用清法治疗以热证为主的冠心病心绞痛，不可过用寒凉药，防止损伤心阳，宜药用轻灵，并随着热邪的消退，逐渐以应用性味平和的药为主。

现代医家基本认为毒的产生与火、热、痰、瘀密不可分，如郭氏认为毒邪易与火、热、痰、瘀胶结，壅滞气血，损伤心络，络虚毒伏，而发为心痛。然而热毒产生的诱因却与现代人生活方式、生存环境的改变密不可分。笔者认为现代气候环境、饮食结构、工作生活习惯、体质等较以往有所不同，易导致火热之邪；同时体内脂、糖、浊、瘀等毒蓄积蕴结，变生热毒，邪气亢盛，败坏形体，损伤心及心络，导致冠心病的发生发展，并具有病变复杂、骤发性烈、凶险善变、虚实夹杂、顽固难愈等毒邪致病的特点。以清热燥湿、解毒通络法治疗动脉粥样硬化，清热解毒通络、滋阴和营法治疗冠心病不稳定型心绞痛，取得良好效果，因而提出用清热解毒法治疗冠心病的新观点。吴圣贤等在分析动脉粥样硬化的病因时，同样强调了现代生活压力在热毒形成中的重要作用。吴氏认为，现代人心理压力大，常致肝郁气滞，气郁则能化火；吸烟、饮酒、多食肥甘厚味皆生热毒痰浊之邪，热积日久，必耗阴血；同时人过中年，阴气渐衰，阴血亏虚，更受热毒煎熬，血液浓稠黏滞，瘀血渐生，如此，热毒、瘀血、痰浊逐渐损伤血脉结聚成块而成动脉粥样硬化斑块。因此，他提出阴血不足、热毒瘀血痰浊结聚是动脉粥样硬化发生的基本病机。在分析急性心肌梗死发病早期与热邪的关系时，杜武勋等人也认识到了生活习惯、生存压力等问题是热毒形成的诱因。他分析指出由于现代人心理压力过大，易致肝郁气滞，气郁化火或素体阴虚火旺，灼耗阴液，加之体质多痰或吸烟、饮酒、多食肥甘厚味而生热毒或痰瘀化热久而蕴毒所致。急性心肌梗死时因瘀血积聚，化热、化火、化毒致热壅血瘀蕴毒，其病理基础中不仅存在瘀血，还存在热毒，热毒与瘀血相结为患，影响着急性心肌梗死病变的发生发展。

从古代医家对热证心痛的研究，到现代医家心系疾病热毒论的提出，心系疾病的研究得到了丰富和发展，这完善了心系疾病的病因病机学与治疗学，是整个心系疾病防治体系中不可分割的重要部分。

参考文献

1.肖森茂，彭永开.试论邪毒[J].陕西中医，1986，7(6):145.

2.刘更生.论毒邪[J].山东中医学院学报，1989，13(1):3.

3.姜良铎，张文生.从毒论治初探[J].北京中医药大学学报，1998，21(5):2.

4.邓泽明，叶望云.热毒清抗内毒素DIC家兔肝细胞和线粒体过氧化损伤的实验研究[J].中国中西医结合杂志，1991，11(2):110.

5.李鸣真，陆付耳.阐明中医清热解毒法的实质[J].健康报，2000，2:21(3).

6.王永炎.关于提高脑血管疾病疗效难点的思考[J].中国中西医结合杂志，1997，17(4):196.

7.李澎涛，王永炎，黄启福."毒损脑络"病机假说的形成及其理论与实践意义[J].北京中医药大学学报，2001，24(1):1.

8.唐启盛，王永炎，黄启福.浊毒痹阻脑络对老年期痴呆的影响[J].北京中医药大学学报，1997，20(6):245.

9.魏营，杜武勋，刘梅，等.病毒性心肌炎从虚、毒、瘀论治[J].新中医，2009，41(1)：110.

10.路志正.肝心痛证治[J].北京中医杂志，1994，(1)：17.

11.单书健，陈子华.古今名医临证金鉴·胸痹心痛卷[M].北京：中国中医药出版社，1999:312.

12.包培蓉，吕同杰.从火邪论治心绞痛[J].中国中医急症，1994，3(3):120.

13.于志强，何山.从肝论治胸痹心痛[J].天津中医学院学报，1995，(4)：23.

14.史宇广，单书健.当代名医临证精华·冠心病专辑[M].北京：中医古籍出版社，1988:100.

15.尹远平，查杰.查玉明—中国百年百名中医临床家丛书[M].北京：中国中医药出版社，2003:142.

16.任凤兰.王国三—中国百年百名中医临床家丛书[M].北京：中国中医药出版社，2004:24.

17.王少英.清热解毒药物在治疗冠心病中的运用[J].北京中医，2004，23(1):14.

18.郭艳.毒损心络与缺血性心脏病[J].中医杂志，2002，43(11):805.

19.丁书文，李晓，李运伦.热毒学说在心系疾病中的构建与应用[J].山东中医药大学学报，2004，28(6)：413.

20.吴圣贤，吴雪莲，黄政鑫，等.解毒软脉方抗动脉粥样硬化17例初步临床观察[J].福建中医药，2000，31(5):8.

21.杜武勋，刘长玉，张红霞，等.热毒病机假说与急性心肌梗死发病机制的研究[J].中西医结合心脑血管病杂志，2006，4(5)：434.

第二章
现代心系疾病热毒论研究发展历程

1971年，在政府号召下，全国开展高血压病、冠心病、肺心病三病研究。大专院校、科研单位、医院的专业技术科研人员及广大基层医疗卫生单位都积极参与，百花齐放，热火朝天，心系疾病的研究蓬勃发展。

20世纪70年代，主要是继承《金匮要略》《医林改错》的传统治法，以宣痹通阳、活血化瘀法治疗冠心病（胸痹）为当时研究探索的主流。以瓜蒌薤白为主药宣痹通阳治法，如胸痹一号、瓜薤片等，以丹参、川芎、赤芍、红花、降香等为主药活血化瘀治法，如冠心二号等研究文献报道最多。当时出版的全国中医药院校本科教材《中医内科学》“胸痹”的辨证论治中，心血瘀阻为首位证型，认为心血瘀阻，经脉不通，不通则痛是胸痹的首要病机。此外，其他治法如软坚散结、理气化痰、温阳散寒、调理脏腑气血等方药也有较多研究文献报道。

20世纪80年代初，心系疾病痰瘀互结病机为研究主流。当时心血管专业研究生的课题大部分是从痰瘀病机研究探讨冠心病、高脂血症、高血压病、心律失常等疾病，认为心血管病多发于中老年人，胸闷胸痛，肥胖腹大，大便秘结，舌质暗或有瘀斑瘀点，舌苔厚腻，脉象弦滑数等表明痰瘀互结是其重要病机。

之后，在临床实践中经常发现一些痰湿症状很典型的冠心病病人，用瓜蒌薤白宣痹通阳治疗，效果并不理想。曾有一位70多岁男性患者是位画家，因胸闷憋气、胸部闷疼、活动加重就诊，见其体形肥胖，舌苔厚腻，脉象弦滑，可谓典型痰湿病症，施以瓜蒌薤白半夏汤合二陈汤方药治疗两周无效。病人第三次复诊时，舌脉症基本同前。此时，我们舍弃舌脉而从症，把治法改为以益气化瘀为主，投以黄芪、丹参、川芎、赤芍、红花、水蛭等。一周后病人复诊胸闷痛症状好转，继用前方 2 ~ 3 周病情明显减轻。多个类似病例，使临床思维产生震荡和质疑，笔者开始反思一些传统的临床问题。当时笔者向导师——国内著名中医学家周次清先生请教时，周老曾说道：心病中的痰浊，可能就是瘀血。事实上，之后的心系疾病临床实践，痰浊治法逐渐淡化，报道文献越来越少。

20 世纪 80 年代，气虚血瘀成为心系疾病研究的主流，包括与心系疾病密切相关的糖尿病，也从传统的阴虚内热逐渐发展为以气虚血瘀病机为主，认为气为血之帅，气分虽有气虚、气滞之分，但气虚仍为多见，仍为根本。气虚，帅血无力，血运不畅，血瘀停滞，是胸闷胸痛的主要病机。那个时期医学专业杂志关于胸痹的文献约有 80% 是从气虚血瘀方面进行研究的内容。

中成药的治法方药，代表着该时期中医临床研究发展的方向和水平。20 世纪 90 年代我国开发研制的用于治疗冠心病的中成药，如脑心通胶囊（黄芪、丹参、桃仁、红花、乳香、地龙、全蝎等）、正心泰胶囊（黄芪、葛根、桑寄生、丹参、川芎、山楂）、养心氏（黄芪、党参、灵芝、淫羊藿、当归、山楂等）、通心络胶囊（人参、水蛭、全蝎、土鳖虫、蜈蚣、蝉蜕、赤芍、冰片等）等都是益气化瘀药物为主药，体现了益气化瘀治法。益气化瘀治法成为那个时期冠心病等辨证论治的主流。在那个时期，国家药监局编写出版的《新药临床研究指导原则》一书，其中冠心病的辨证分型论治就把气虚血瘀放在了首位。

自 20 世纪 80 年代以来，随着国家经济社会发展，自然环境改变，人们物质生活水平提高，饮食结构及生活方式发生了很大变化，人们的体质及健康状况也在变化，腹大体胖超重之人增多，痰湿热瘀成为现代人主要的体质类型和致病病理因素，加之脂、糖、浊、滞等蓄积蕴结，变生热毒，败坏形体，损伤心体及心之脉络，导致心系疾病表现为病证复杂、骤发性烈、凶险多变、顽固难愈等毒邪致病的特点。高血压病、高脂血症、糖尿病、冠心病等发病率明显增加，合并症并发症多发，多病集于一体，心血管疾病病死率逐渐提高，急性心梗、心律失常、心力衰竭死亡率上升，成为首要死亡原因。各大医院纷纷将心血管疾病专业提升为一级科室。对动脉粥样硬化斑块研究不断深入，他汀类降脂药物的广泛应用，支架搭桥诊治技术迅速推广，术后一些临床康复遇到的问题呈现在我们面前。

1999 年 Ross 提出冠状动脉硬化是一种炎症性疾病，与氧化应激感染有关，西医通过动物实验探索细菌感染、病毒感染与动脉硬化发生的关系。之后逐渐认识到冠状动脉硬化是一种免疫性炎症，大量研究显示免疫性炎症贯穿于动脉粥样硬化病变发生、发展和恶化的全过程，在动脉粥样硬化斑块破裂和血栓形成中起主导作用，并在一定程度上决定着冠心病的自然进程。抑制炎症反应，保护血管内皮功能，成为冠心病研究的热点。

另外，过度医疗也引起人们的担忧。相当多的冠心病人不适合放支架、不愿做支架，而愿到中医院接受中药调理。面对广大患者的需求，我们的技术服务压力加大，传统的宣痹通阳法、理气活血法、益气活血法、化痰散结法等，面对现代心系疾病病机病症的发展变化，感到难以科学应对，临床疗效难再提高。因此，面对临床，中医如何发展创新成为中医药工作者不可回避的课题。

20 世纪 90 年代初，我们在经历了 30 多年心血管疾病的临床之后，面对心系疾病变化和中医发展应对的迫切需求，我们带领研究生研究团队对动脉硬化、冠心病、高血压病、心律失常、心力衰竭等心系疾病从理论和临床实践进行了系统研究，提出心系疾病热毒论。

一、动脉粥样硬化

复方莶草合剂（豨莶草、黄连、半枝莲）防治动脉硬化的研究。采用高脂饲料加免疫损伤建立兔动脉粥样硬化内皮细胞损伤模型，并设立复方丹参片、卡托普利作为阳性对照组，观察复方莶草合剂的抗动脉粥样硬化内皮细胞损伤作用。用血液学、形态学（包括大体形态、光镜、扫描电镜）、原位杂交等方法，检测血清甘油三酯（TG）、总胆固醇（TC）、一氧化氮（NO）、超氧化物歧化酶（SOD）、丙二醛（MDA）的变化，动脉内皮细胞形态及 ecNOSmRNA、ET-1mRNA 的变化。实验结果显示：复方莶草合剂可明显降低实验后血清 TC、TG、MDA，升高血清 NO、SOD；保护动脉血管内皮细胞形态、结构完整；使动脉血管 ecNOSmRNA 基因表达上调；促进动脉血管 ET-1mRNA 基因表达下调。复方莶草合剂可作用于动脉粥样硬化内皮细胞损伤多个环节、多个靶点，具有防治作用，是一种有效的内皮细胞免受损伤的保护剂。依据实验结论提出湿热内蕴、热毒伤络是动脉粥样硬化内皮细胞损伤的主要病机，清热燥湿、解毒通络是治疗动脉粥样硬化内皮细胞损伤的重要治法。

二、高血压病

研究高血压病以心肝火旺、痰瘀互结、热毒内盛病机立论，采用泻肝祛瘀、清热解毒治法，以黄连、黄芩、丹皮、栀子、钩藤、野葛根、川芎、泽泻等为基础药物组方制成八物降压冲剂、黄连清降合剂、新加钩藤片等药物制剂进行临床和动物试验研究，获得良好的降压显效率和有效率，降低 SHR 的血压，呈明显的时效、量效关系。对高血压病病程较长、病情复杂危险分层较高、血压难降者，确能使其逐渐康复。而且能降低血脂，改善血液流变学，改善心肌缺血及心律失常，改善心脏的舒张功能。黄连清降合剂能降低血浆内皮素、升高血清一氧化氮并调节二者的平衡，具有明显的抗氧化、抑制脂质过氧化、抗炎症因子损伤的作用。降低血浆血管紧张素Ⅱ的水平，抑制 RASS 系统的活性，抑制主动脉壁 bFGF 和 KI-67 等生长促进因子的表达，减轻血管损害，从而保护血管逆转心脑损伤，从整体、细胞和分子层次上揭示了应用“泻肝祛瘀、清热解毒”法治疗高血压病的作用机制。

三、冠心病

根据多年临床经验研究，冠心病不稳定型心绞痛、支架置入后、冠状动脉搭桥后及冠心病合并症多、病情复杂严重、病程较长者多有热毒表现，热毒伤络是重要的病理要素，是造成心络损伤的主要原因之一。从 20 世纪 90 年代初，在益气活血的基础上，我们提出益气活血解毒是冠心病的基本治法，分别研究了含有生地、黄连、元参、连翘、半枝莲等滋阴清热解毒药物的心和颗粒剂和黄连解毒胶囊对冠心病的疗效，证实其对不稳定型心绞痛有良好的临床效果，而且对患者静脉血中肿瘤坏死因子（TNF）、白介素 -1（IL-1）、P- 选择素（Ps）、C 反应蛋白 (hs-CRP)、一氧化氮（NO）、内皮素 1（ET — 1）、血浆血栓素 B2（TXB2）、6- 酮 - 前列腺素 1α（6-keto-PGF1α）、血清可溶性细胞间黏附分子（sICAM-1）、血管细胞黏附分子（sVCAM-1）等炎症因子水平有明显调节抑制作用。从而结合现代医学病理机制的研究成果，把“血管内皮”与“络脉”作为中西医结合研究的结合点，深化了中医对“血管内皮损伤”的病机认识，对冠心病心绞痛（胸痹心痛）的传统中医理论和现代医学理论的结合做了有益的探索和尝试。

四、心律失常

心律失常特别是快速性心律失常，过早搏动、阵发性心动过速、心房纤颤、室性心动过速等，其病机虚实夹杂，实证多为痰火热毒扰心。20 世纪 90 年代初，我们用黄连温胆汤加青蒿、常山、苦参为主药组方心速宁胶囊新药开发，临床观察治疗室性早搏病人 300 例，另设对照组 130 例。研究结果：心速宁胶囊组显效率 53.67%，总有效率 84.67%，明显优于对照组。具有明显改善血脂、血流变、心功能的作用。动物实验证实其对乌头碱、氯化钙所致大鼠心律失常，氯仿所致小鼠室颤有明显保护作用，对异丙肾上腺素引起的心律失常有一定的治疗作用。心速宁胶囊 2005 年获国家新药证书，成为临床治疗室性早搏实证唯一中成药，安全有效。

2000 年，我们又将心速宁胶囊中的青蒿、常山组方，按科学工艺质量标准制成青山健心片进行了临床研究。其对早搏的临床控制率和症状改善率都优于心速宁。动物实验证实青山健心片对乌头碱引起的 Na^+内流增加及氯化钡引起的 Ca^{2+} 内流增加所致大鼠心律失常有明显的保护作用，对垂体后叶素所致大鼠急性心肌缺血有一定的抗心肌缺血及减少心律失常作用，对豚鼠心肌细胞动作电位的影响实验表明，该药能降低豚鼠离体心肌细胞在正常状态及缺血低氧下的静息膜电位 (MAP)、0 相最大上升速率 (Vmax)，延长有效不应期 (ERP)、动作电位时程 (APD) 等，从而降低细胞膜反应性，减少折返，从微观细胞生理学揭示了其抗过早搏动的作用机制。

2000 年，我们在中国医学科学院电生理室应用膜片钳技术对青山健心片（合剂）进行了研究，结果如下：

青山合剂 1 mg/ml 和 10 mg/ml 对 L-Ca 电流的影响。全细胞模式形成后，在电压钳模式下记录 L-Ca 电流。刺激程序：保持电位固定于 –40 mV，给予 +10 mV 去极化刺激 5 次，脉冲持续 300 ms，测定内向电流峰值。在观察青山合剂对电流 - 电压曲线的影响时，将保持电位固定于 –40 mV，给予 –40 mV ~ +60 mV 去极化刺激，步长 10 mv 脉冲持续 300 ms，测定不同去极化程度时的内向电流峰值。青山合剂 1 mg/ml 和 10 mg/ml 与对照组比较无明显作用。

青山合剂 40 mg/ml 对 L-Ca 电流 I-V 曲线的影响。刺激程序同上，给予青山合剂 40 mg/ml 后，各电压条件下的电流值明显降低。在 +10 mV 脉冲刺激下，对照组记录到的 L-Ca 电流值为（–3.55 ± 0.38）pA/pF，给予青山合剂 40 mg/ml 后，电流明显被抑制，5 min 后电流值为（–0.69 ± 0.70）pA/pF（n=6，$p<0.01$），平均抑制率为 80.6%。

青山合剂 40 mg/ml 对 Iks 电流及其尾电流 Ikstail 的影响。刺激程序：保持电位固定于 –40 mV，给予 –40 mV ~ +60 mV 去极化刺激，脉冲持续 5000 ms，测定刺激结束时（5000 ms 末端）Iks 电流值及其尾电流 Ikstail 峰值。给予青山合剂

40 mg/ml 后，未见明显一致的作用。在 +60 mV 脉冲刺激下，对照组记录到的 Iks 电流值为（5.14 ± 1.03）pA/pF，给药 5 min 后电流值为（5.81 ± 3.05）pA/pF（n=8，$p > 0.05$）。对照组记录到的 Ikstail 电流值为（1.82 ± 0.43）pA/pF，给药 5 min 后电流值为（1.47 ± 1.26）pA/pF（n=8，$p > 0.05$）。

膜片钳技术研究结论：青山合剂低浓度（1 mg/ml 和 10 mg/ml）对 L–Ca 无明显作用，40 mg/ml 对急性分离的豚鼠心室肌细胞 L–Ca 电流有明显的抑制作用，但对 Iks 电流及其尾电流 Ikstail 的作用不明显。

五、临床回顾研究

我们对本院（山东省中医院）781 例住院心系疾病病例进行了系统的回顾性研究，发现心系疾病中 60% 病例有程度不等的热毒表现，清热解毒药物在高血压病中应用率占 50.3%，在心绞痛中占 37.1%，在心肌梗死中占 41.2%。研究生研究编制了中医门诊电子病历程序，借助计算机和 SAS 统计软件等现代科技手段，收集门诊医案 1100 份，从病机辨证、用药聚类分析，心系疾病中 70% ~ 80%病例涵盖程度不同的热毒证象。

回顾 20 多年的临床实践，黄连这一清热解毒燥湿药，已成为心血管系统的一种常用药物，用于高血压病、冠心病、快速性心律失常、糖尿病等治疗有明显疗效，这也证明了热毒是多种心血管疾病的共同病机。

总之，我们经过 20 多年临床研究及动物实验，对心系疾病热毒病因病机进行了深入系统研究，认识到当今热毒不同于以往传统的热毒之说，而具有新的概念和内容。在当今社会经济自然环境下，人们生活饮食结构发生很大变化，人们的体质变得以湿热实证为主。心系疾病多发，与糖尿病等代谢性疾病合并发生，并发症严重，成为导致人们死亡的主要疾病。热毒是由于人体代谢异常，多种病理因素相互蕴结，多种疾病并发，损害心脏及其脉络气血阴阳，对生命健康造成严重危害的一种内生病理因素，应该引起人们的高度重视。因此，我们提出心系疾病热毒学说，并就热毒的病因病机形成、临床表现、治则治法及方药进行了客观表述，形成了从理论到实践的心系疾病热毒论框架。2004 年，我们在《中国医药学刊》发表《心系疾病中的热毒学说》，同年在《山东中医药大学学报》发表《热毒学说在心系疾病中建立与应用》，在《中国中医药学报》发表《益气活血解毒是冠心病的基本治法》等文章。2007 年获山东省自然科学奖。

第三章 心系疾病热毒的含义

一、传统的热毒含义

“毒”的原义，许慎在《说文解字》中释为“害人之草，往往而生”，引申为厚也、恶也、害也。《辞源》载“毒”的本义有三：恶也，害也；痛也，苦也，及物之能害人者皆曰毒。在中医学中主要包括以下含义：一是治病药物或药性（偏性、毒性、峻烈之性），如《素问·脏气法时论》曰：“毒药攻邪，五谷为养，五果为助”；二是病症名，如丹毒、疮毒、痈毒、阴毒、阳毒等；三是病因名，即致病因素或病理产物，这也是最为主要且论述最多的认识。《金匮要略心典》载：“毒，邪气蕴结不解之谓。”疮疡发病中，常见的病因有火毒、热毒。

传统的热毒含义有二：一是病名，温毒的别称。《重订广温热论·论温热兼证疗法》云：“其六兼毒，病名温毒，一名热毒，通称时毒。”二是病邪病因名，指火热病邪郁结成毒。《儒门事亲·小儿疮疱丹熛瘾疹旧蔽记五》云：“凡胎生血气之属，皆有蕴蓄浊恶热毒之气。”

热毒邪可分为外感毒邪和内生毒邪。

外感毒邪，即从外界感受的一类病邪，其中包括直接感受的外界毒邪，如《内经》中所述“五疫之毒”和温病中的温毒、疫毒，或一些特殊的毒物，如气毒、药毒、虫兽毒等；亦有六淫过甚转化为毒或外邪内侵，蕴久成毒，如王冰注《素问·五常政大论》时说：“夫毒者，皆五行标盛暴烈之气所为也。”

内生毒邪，则由脏腑功能失调，气血运行紊乱导致机体生理或病理代谢产物不能及时排除，蕴积体内，以致邪气亢盛，败坏形体而化生。内毒常在长期七情内伤、饮食不节、劳逸失调及年老体衰或久病基础上形成，由诸邪蓄积，胶结壅滞所致，既是疾病之因，又是疾病发展变化的病理因素。毒邪侵淫人体，导致脏腑、气血、经络的损害及失调，阴阳偏盛偏衰，正所谓“无邪不有毒，热从毒化，变从毒起，瘀从毒结”。

二、心系疾病中的热毒含义

一是指引致疾病发生发展的一种病因病机，它是在环境、生活、饮食等因素影响下，在体质因素基础上产生或由其他病理产物化生的内生为主的病邪。二是指病症。热毒病症发病潜伏期长，病程长，病机复杂胶结难愈，多病症集于一体，病变凶险多变。例如真心痛，夕发旦死，旦发夕死；高血压病之中风眩冒，忽不知人；恶性心律失常致人心悸、神昏、心脏骤停等。因此，现代心系疾病的热毒与传统的热毒、温毒、疮疡之毒含义完全不同。

三、心系疾病热毒证的临床表现特点

病机复杂：心系疾病多发于中老年。中老年人气血阴阳失调虚衰，因虚致实、因实致虚、虚实夹杂，累及心、肝、脾、肺、肾等，造成多脏腑病变。

多病症集于一体：胸痹心疼，头晕目眩，心悸乏力，失眠多汗，口干口苦，便秘等多症并发。高血压病、高脂血症、糖尿病、冠心病、心律失常、心力衰竭等多病集于一体。

凶险多变：毒邪伤及心之脉络，可猝然心痛，旦发夕死，夕发旦死，或憋闷难忍；热毒扰心可猝发心悸，心颤难止，致人昏迷；热毒化风，心悸胸痛时发时止，来去无常；热毒扰乱气血，气血上逆冲脑，而中风偏枯等。

顽固难愈：心系病证，如胸痹心痛、眩晕、心悸等，高血压病、高脂血症、冠心病、心律失常等病，久治难愈，其中热毒与痰瘀气血胶结是重要原因之一。

四、建立心系疾病热毒论的积极意义

心血管疾病是目前常见病、多发病、难治病，其死亡率占首位。热毒论系统研究了热毒导致心血管疾病的病因病机及其在高血压病、冠心病、快速性心律失常等主要常见疾病的病机特点、临床表现特征，并针对性地提出了治法方药，在临床及实验研究中得到验证，总结出心系疾病中新的辨证论治的规律和系统有效的治法方药，构建了心血管疾病热毒论的框架；提出了中医药防治心血管疾病的新理论、新治法，发展了传统药物的新用途，扩展了防治心血管疾病的新领域，将中医心系疾病的防治研究提高到一个更高层面，促进了中医药学术的发展，也是在防治重大疾病和疑难病方面的重大突破。

五、对心系疾病热毒论的认识与评价

心系疾病中的热毒论是在整体辨证施治原则下，研究现代心系疾病中热毒形成的病因病机、证候表现及施治的有效方药。它深化发展了对心系疾病实质的认识，成为指导心系疾病防治的一个重要应用理论和治法。它的核心是重视热毒对生命健康的危害，在整体辨证施治基础上将益气、化瘀、清热解毒等治法方药有机结合应用,阻止疾病的发生及发展,减轻脏腑气血的危害,保护人们的生命健康。

心系疾病的热毒学说是在传统中医药理论基础上形成与发展起来的新的理论和治法。它来源于临床实践，又经过长期的临床与系列实验研究验证，初步显示了防治心血管疾病的良好效果。因此，心系疾病中的热毒论具有科学性、实用性、推广性。热毒论有其特定适用范围，一定要在整体辨证施治原则指导下，与其他治法有机结合，方能达到最佳的临床效果。

第四章
心系疾病热毒形成的病因病机

一、热毒形成的病因病机

人禀天地之气而生，形与神俱，不可分离，人的生理机能和病理变化必然受到天时、地理、社会环境的影响。天人相应，与时俱进，当今内外环境包括自然环境、社会环境、生活状况都发生了巨大变化。气候转暖，环境污染，酿生毒邪；社会安定，物质丰富生活水平提高，饮食肥甘厚腻，嗜食烟酒辛辣；享乐安逸，疏于运动；社会工作节奏加快，竞争激烈，心理负担加重，欲念丛生，相火妄动，所有这一些，导致当今人们的体质乃至病理生理特点及疾病谱都较以前发生较大变化，表现为瘀滞热毒实证多，而虚症少，尤其虚寒证更少。

自然环境，近 20 多年来全球变暖，夏天有热浪，冬天有暖冬，加之大气水土污染，自然界阳热毒邪必然导致机体阳气妄动，气有余则为火。夏天使用空调冷气，体内阳气不能顺应天时而疏散，郁而化火；冬天本应腠理致密，阳密乃固，而如今厚裘暖气，腠理开泄，阴津耗散，阴虚火旺。

情志因素，心主血脉而又主神志，当今工作压力增大，社会竞争激烈，七情妄动，五志不安。《脾胃论·安养心神调治脾胃论》说道：“夫阴火之炽盛，由心生凝滞，七情不安故也，心脉者，神之舍，心君不宁，化而为火，阴火太盛，经营之气不颐养于神，乃脉病也，神无所养，津液不行，不能生血脉也，心之神，真气之别名也，脉者，神之舍，若心生凝滞，七神离形，而脉中唯有火也。”具体来说，若嗜欲烦多，目眩神离，以至相火妄动，或所欲不遂，肝气郁结，郁而化火；或心情浮躁，急躁冒进，肝火亢盛。《格致余论》云："性执而见鄙，嗜欲加倍，脏腑厥阳之火，无日不起，非热而何？"《冷庐医话》言："百病皆生于郁……盖郁未有不病火者也，火未有不由郁者也。"火，五行之一，为热之渐，心与之相属，火气通于心，《圣济总录》云："大抵心属火而恶热，其受病则易以生热，热则血气壅滞，故为烦躁，寝卧不得安宁，口舌生疮，头痛颊赤之类。"心主神志，为五脏六腑之大主，七情变化，皆可扰乱心神变动为火。

饮食结构，20世纪60年代以后，随着生活水平的提高，人们的饮食结构发生较大变化，过食膏粱厚味、肥甘厚腻，饮酒过度，聚湿生痰，化湿生热；或过食辛辣，化燥生火。《医方论·消导之剂》云："多食辛辣则火生……多食浓厚则痰湿俱生。"《素问·经脉别论》云："食气入胃，浊气归心，淫精于脉。"饮食物经脾胃运化后，其浓厚滋腻部分归养于心脉，既可滋养阴血化生阳气而有益，也可非正常化生变为痰浊而为害。从而造成脂浊凝塞，阻碍气机，郁而化热，热伤心脉。

保健品及药物滥用，由于经济条件的改善和健康观念的更新，人们对健康水平和生活质量提出了更高的要求。由于健康长寿的需求，大量保健品进入人们的生活，造成保健品滥用。保健品多属温补之品，性偏温燥，久服化火化燥，特别是人参、阿胶等补品的不当应用，导致体内化生火热之邪。

部分医家治疗胸痹、心痛、心衰等病症，偏爱温阳、大辛大热温阳之品，附子、乌头、桂枝、肉桂、干姜大剂量长期投入病体，致使阴血微于下，虚阳亢于上，久之阴阳气血俱衰，生命难以维护和延续。

工作及不良生活习惯，由于工作环境变化，多伏案久坐，或享乐安逸，以车代步，疏于运动，久之体内气机淤滞，郁而化火。人体阴阳消长与四季、昼夜、晨昏的阴阳变化息息相关，阳生阴长，阳杀阴藏，方能阴平阳秘。若作息失调，夜生活起居乖戾，以妄为常，不能与自然界昼夜晨昏阴阳变化相适应，必然阳气妄动为火，或阴津耗散，虚而化火。另外嗜食烟酒，助热生湿，《罗氏会约医镜》云："酒者，水谷之精，其性热，其气悍，无所不至……助火乱性，诸病萌焉。"《本草纲目》曰："酒……生痰生火，烧酒纯阳，毒物也。"《医门棒喝》云："烟为辛热之魁，酒为湿热之最。"均说明烟酒可化生火热。

体质因素，由于长期生活方式及饮食结构的变化，人们的体质发生变化，腹大肥胖人群增多（包括儿童），痰湿、阳盛体质增多。六高（高体重、高血压、高血脂、高血黏、高血糖、高负荷）一低（免疫力低下）的人增多。体内脂毒、糖毒、浊毒、瘀毒蓄积蕴结，变生热毒为患。

上述多种因素造成的火热之邪伤人，最易伤心，心主血脉，从而导致心与脉络的损伤，对此古人早有明训。《素问·阴阳应象大论》："南方生热，热生火，火生苦，苦生心，其在天为热，在地为火，在脏为心，在色为赤。"《素问·至真要大论》："火热受邪，心病生焉。"《圣济总录》："大抵心属火而恶热，其受病则易以生热。"因此火热多联系于心，心病可由于火热，火热之病多扰于心。火热之邪伤人，最易入心，导致心火内炽，扰乱心神，祸及心君。

综上，心火亢盛的病机或因虚而亢，或因实而亢；既可外感，也可内生。外感六淫火毒之邪内侵，热入营血或逆传心包，或外感六淫病邪，郁滞而从阳化热化毒，导致心火亢盛；素体阳气过盛，机能亢奋，以致伤阴耗液，化生内火，即所谓"气有余便是火"；五志过极化火，七情内伤，气机郁结，郁久化火，如肝郁化火；痰浊、瘀血内阻，郁而化火，如过食肥甘厚味，偏嗜烟酒，脾胃运化失司，积滞生痰化火；精亏血少，阴虚火旺，尤肾阴亏虚，水火失济，水不上承，心火炽盛。

热为火之渐，火为热之极，毒为火之聚，火热之邪蕴蓄不解成为"热毒"。上述心系疾病多病势缠绵愈演愈烈，或骤然加剧（恶性心律失常，突发心绞痛，猝然中风等），甚则戕人性命，体现了毒邪致病的特点。火热郁积成毒，或并瘀毒、痰毒，胶结壅滞，是心系疾病错综复杂、突发骤变和缠绵难愈的病理关键环节。

热毒病因病机示意图

环境污染
生活失度
嗜欲太多
工作紧张
膏粱厚味
烟酒无度
保健品滥用

→ 火热 / 痰瘀 → 痰湿 **体质** 阳盛 → **热毒**

↓

心（脑）肾
伤及经络气血
气机升降逆乱
危及脏腑阴阳

← 病情复杂　凶险多变　顽固难愈

心痛欲死
悸动难止
中风偏枯

二、热毒的病机演化特点

（一）气虚是热毒之源

李东垣在《内外伤辨惑论》曰："火与元气不两立，一胜则一负。"心系疾病多发于中老年人，人到中年后各脏腑之气渐衰，表现为气虚、阳虚、阴虚、血虚等脏腑阴阳气血的失调与虚衰。

气虚是导致机体脏腑功能失调、气血紊乱的最根本的基础。气虚不仅导致血虚、阴虚、阳虚等脏腑气血失调虚衰。气虚则水谷精微，失于正常化生而滋生痰浊，气血运行紊乱而瘀滞等，因此气虚导致机体脏腑功能失调、气血紊乱，病理代谢产物不能及时排除，蕴积体内，久郁不解，化生热毒。因此气虚是热毒之源。气虚与热毒是相互对立的，一胜则一负。气虚，热毒滋生；热毒又可以伤气耗气，因此，气虚和热毒相互为患。

（二）常见心系疾病的热毒病机特点

《素问·至真要大论》："火热受邪，心病生焉。"《圣济总录》："大抵心属火而恶热，其受病则易以生热。"因此火热多联系于心，心病可由于火热，火热之病多扰于心。火热之邪伤人，最易入心。心主血脉、心主神志，由于体质和禀赋的不同，热毒之邪可伤及心络、心体、心神、脑络、全身脉络，从而导致不同病症的发生。

若湿热内蕴、热毒伤及血络，发为脉痹（动脉粥样硬化）；若郁热伤及心络、营阴亏虚，发为胸痹（冠心病、心绞痛、心梗）；若瘀热伤及脑络、络脉瘀阻，发为脑动脉硬化；若热毒内盛，心肝火旺，热极生风，气机逆乱，发为眩晕（高血压病）；若痰火交织，毒邪胶结，扰乱心神，发为心悸心慌（心律失常）；若热毒侵及心体、气阴两虚，发为病毒性心肌炎。

1. 动脉粥样硬化——湿热内蕴，热毒伤络

膏粱厚味、烟酒过度产生热邪；精神紧张，情志失调导致气机不畅，气滞血瘀，久郁化热、饮食劳倦，忧思伤脾，以至脾气虚弱，运化失司，水湿内停，湿阻成痰，痰热内蕴，湿热久蕴成毒，热毒内生，损伤脉络。动脉粥样硬化证属痰瘀交阻，热毒内蕴，损伤脉络之证。

2. 冠心病——热毒伤络，营阴亏虚

络脉具有渗灌血气、互渗津血、贯通营卫的功能。络脉功能正常，方能渗灌

血气，营卫和谐，维持正常的气血运行，濡养五脏六腑。胸痹心痛的发生发展是一个长期的复杂过程，叶天士云“初为气结在经，久则血伤入络”“百日久恙，血络必伤”。伤络者，为伤及脉体营阴，为何久则入血伤络？一是病久年高，营阴亏虚，二是病久气郁邪郁，化热化火，耗其营阴，两者互因互化。在多种致病因素下，络中气滞、血瘀、痰浊均为有形实邪，阻碍气机，郁而化火，伤及心络营阴，或又由于年老肾虚，营阴亏虚更易耗伤。心络之营阴受损，一方面营阴不能濡养心体，不荣则痛，一方面营阴亏虚以致津液血行不畅，而致瘀血、痰浊、气滞，不通则痛。发病之前，其心络尚未损伤，可渗灌气血，通行营卫，虽有实邪加之，但自生自消，尚不为害，而一旦心络损伤，与诸有形实邪互因互化，胶黏不解，则症状频起，缠绵难愈。故心络损伤也正是冠心病缠绵难愈的原因之一。

营阴亏虚，“阴虚则无气”，加之郁热久蕴，胸阳失展痹塞，阳气不运则气滞、血瘀、痰浊，若风寒外束，郁热更甚，故风寒也易引起心痛发作。这与目前认为的本虚标实（气虚、阴虚、阳虚、气滞、寒凝、血瘀、痰浊）的病机吻合。胸痹之痛多为闷痛、隐痛，虽有瘀血但不常见刺痛、锐痛，气机郁滞发为闷痛，营阴亏虚不荣而为隐痛。病人阳郁于内，气血不能外达，故有面色苍白，四肢厥冷，胸闷气短。营阴亏虚，营卫不和，故常有自汗冷汗，且易感冒，营阴亏虚或郁热扰心，易为心悸失眠，心烦意乱。病人脉象常为沉弦，此为气郁而化热；脉象细数，此为阴虚而有热。可见心络损伤营阴亏虚是上述证候的产生基础。

3. 高血压病——心肝火旺，热毒内盛

心肝火旺、热毒内盛是高血压病的重要病机，热毒型高血压病的病机演变大致经过三个阶段，即初期、中期、并发症期。高血压病发生发展的主要特点为热毒为本、痰瘀为标，初病在经，久病入络，进而损伤脏腑，燔灼肝肾，终造成心脑肾的损害。归纳起来主要有以下特点：①初期：素体阳盛，适逢情志不遂（思虑、恼怒、精神紧张）、恣食肥甘、好嗜烟酒、不科学的进食保健药，导致阳盛体实、郁火内盛，从而引起五志过极，心肝火旺。“气有余便是火”，热极生风，冲逆巅顶，上蒙清窍而引发头晕、头痛。此期病程短，病情轻，相当于高血压病Ⅰ级。②中期：火热之邪充斥体内，浸淫血脉，炼液成痰，炼血为瘀。毒寓于邪，火热、痰瘀胶结难解，伏于体内，若不能及时排出体外，与日俱增，便可伤及脏腑及脑络，如高血压病可加速动脉粥样硬化、脑梗死、心肌肥厚及心肌梗死、肾功能衰竭。火热、痰瘀相互促进共同构成热毒，成为高血压病的病理基础。初起为热、为火，久则生毒，毒因热生，热由毒起，热毒是火、热、痰、瘀量变到质变的结果。此期相当于高血压病Ⅱ级。③并发症期：火毒较盛，不仅浸淫血脉，而且殃及脏腑，导致脏腑功能失调，气血逆乱扰乱心神，心主血脉的功能失常，扰乱于头则元神失聪。此期相当于高血压病的II级或III级，易发生心、脑、肾的损害，病情复杂多变。

4. 心律失常——痰火蕴伏体内，毒邪胶结脉络

心律失常属中医“心悸”范畴，痰易阻碍心气，则脉气不相顺接，脉律不调，同时火主动，痰热扰心，使神无所舍，则心神不安、心悸怔忡。《素问·至真要大论》已提出：“诸病惊骇皆属于火。”孙思邈《千金翼方》也认为：“心时跳时止，是痰因火动。”李梴提出：“怔忡因惊悸久而成，痰在下，火在上故也。”而唐容川在《血证论》中说：“心中有痰者，痰入心中，阻其心气，是以心跳不安。”痰火既可相兼为病，又可互为因果，心痰郁久可化心火；心火亢盛，又能炼液成痰，或使已生痰浊更加胶固黏稠，不利化逐。《杂病源流犀烛》云：“由素有热，热生痰，痰流毒，痰毒灌注经络……”，“毒”作为心律失常发病及病势缠绵、愈演愈烈的一个重要的中医病理环节不应被忽视。一旦痰火蕴伏体内，毒邪胶结脉络，一遇外感、劳倦、忧怒、饮食不节，痰随火生，火随痰行，痰火挟毒，上干心神，变生诸证：痰火扰心，神无所舍，心神不宁，则心悸心烦、失眠多梦；痰热蕴阻胸中，气机不利，故胸闷；痰热毒壅盛于内，清气不升，浊气不降，可见口干口苦、头晕心烦、舌红苔黄腻；痰热阻滞，邪毒胶结，经脉不利，脉气不相接续，则脉促、结、代。

5. 病毒性心肌炎——热毒侵心，气阴两虚

病毒性心肌炎多因外邪入侵或禀赋不足。外邪入侵，其发病多因温邪热毒从鼻咽入侵肺卫，或自卫直入营血，或逆传心包。正如叶天士所说：“温邪上受，首先犯肺，逆传心包。”起病较急，且多重笃。或由口入，伤肠胃，蕴湿郁热，湿热邪毒入侵心脉，致气血阴阳受损。若为时行感冒所致者，虽有严重之症，然起病势缓，病程迁延，总属其常。《济生方·怔忡论治》说“冒风寒暑湿，闭塞诸经”，亦能使人心悸。瘟疫热毒乘袭人体，又有过度劳倦、寒温失宜、起居失调等诱因，均可恙及气血，使心失所养，而见心动悸，脉促、结、代诸症。

禀赋不足，《内经》云“邪之所凑，其气必虚”。因素体虚弱，正气不足，无以御外邪。毒邪入侵，营卫首当其冲，其邪因而不去，或去而未尽，经脉累及于心。正如《伤寒明理论·悸》云：“其气虚者，由阳气内弱，心下空虚，正气内动而悸也。”“大病久病之后，阳气虚弱，不能温养心脉，故心悸不安。”

综观其发病，不外外感瘟疫热毒之毒邪，侵犯心脉，耗伤气血阴阳，或内因素体正虚，禀赋不足，复感外邪所致。其病机为毒邪侵心，气血阴阳受损。根据其发病全过程，临床可分为急性期、恢复期、慢性期。从急性期到慢性期，始终表现正盛邪衰和阴阳消长的病理变化。急性期乃热毒侵犯心脉，或为风热之伤人，肺卫先受，后致心阴亏损，或为风湿之邪内侵，病从脾胃开始，后致心阳不足，其病变发展，与所感毒邪轻重和人体正气强弱有关，若正盛邪衰则病向痊愈，若邪盛正衰则病趋恶化，甚至不救。恢复期正气渐复，毒邪渐灭，病趋好转，此期以气阴两虚、邪热未尽为主要病机。慢性期邪去正伤，阴阳偏盛偏衰，和由此引起的痰湿阻络、气滞血瘀、郁热内蕴使心气受损，久虚不复。精气内夺，积虚成损，心脉失养乃慢性期主要病机。总而言之，急性期毒邪外侵，内淫于心；恢复期毒邪瘀滞营血，耗伤气血，心脉不畅；慢性期气血受损而心神失养。

心系疾病热毒病机演化

自然环境、情志因素、饮食结构、药物因素、生活习惯

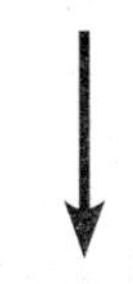

内生或外袭火热，蕴积成毒，热毒内蕴

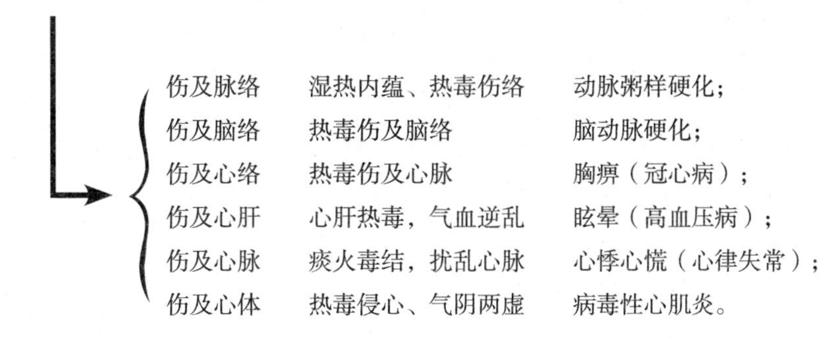

第五章　心系疾病热毒证诊断依据

建立热毒证诊断标准至今仍是需要进一步研究完善的课题，几次拟稿不满意便搁置下来，这也是书稿拖延面世的原因。

热毒的发生发展，是在环境因素影响下，在体质因素、饮食结构、生活运动等基础上，因脏腑阴阳气血失调虚衰而产生；或由痰浊热瘀等病理产物蕴结化生；或多病聚于一体，疾病复杂难治，相互胶结；或诊治用药不当，失治误治，误用大量辛热药物等。所以，热毒的形成是一个从无到有、由小到大、由隐伏到显露、由量变到质变的较为漫长复杂的变化过程。就像大海中的暗礁，只有航船碰上它才有害。一种毒药、毒草最初也很难从外观表象确定，只有在人体有了中毒表现才能确定是毒药、毒草。

因此，热毒证初期一般无明显症状表现。到了热毒严重阶段，病机错综复杂，虚实真假难辨，甚而表现“大实如羸状，至虚有盛候”，因此，单靠症状学尚不足以完全准确反映出热毒病因病机。现在，我们试从整体、从病症结合层面、从病症发展预后，提出热毒证诊断的框架依据。在临床上具体运用还需要细致洞察，谨慎把握。

1. 初期无明显症状表现。

2. 中后期可有以下临床表现：

①病情严重，如冠心病胸闷憋气、胸痛心悸等证频发，程度剧烈，难以终止；高血压病极高危；严重或恶性心律失常；心脏扩大、心肌肥厚等。（10 ~ 20 分）

②病机复杂，阴阳气血虚衰失调，血瘀痰浊湿热等虚实错综复杂。高血压病、高脂血症、冠心病、糖尿病、中风、代谢紊乱等多病集于一体。（15 ~ 25 分）

③病史较久，常规辨证施治疗效不佳，病情不断进展，逐渐出现面色晦暗虚

浮，下肢或全身浮肿，心脏扩大肥厚、严重心律失常、心功衰竭等心脏疾病中晚期全身衰竭表现。（20 ~ 30分）

④口干口苦，体胖腹大，大便秘结等内热症状。（0 ~ 5分）

⑤多见于阳亢湿热体质之人。（有10分，无0分）

⑥舌红暗、紫、淡胖，苔黄厚腻或少苔少津。脉象弦滑数、沉细弱、结代促等。（7 ~ 10分）

判断标准：前三项为必备，计分50分以上判定为热毒证。

第六章　热毒的治则治法

一、清与解

热毒之邪，势有深浅，治法不同。在表、在上之热毒，毒壅阳络，病情尚清浅，宜用清解之法。

清法是通过使用寒凉清热药以清除内热的方法，具有清热、泻火、凉血、祛暑、解毒等作用。用辛寒或苦寒之品，直达病所，达到清热解毒、排邪护阴的目的。“清透”原是针对温病，由外感温邪引起的以发热为主症的病症。热者寒之，寒能清热，在清热的同时加入些“轻清”宣透之品，宣畅气机，因势利导，使郁于表或郁于里的温邪由深出浅、由里向外以引邪外出的一种方法。

叶天士在《外感温热篇》中说：“大凡看法，卫之后方言气，营之后方言血。在卫汗之可也，到气才可清气，入营犹可透热转气……入血就恐耗血动血，直须凉血散血……”温病邪在气分不作透解，容易向营分进一步发展，治疗时以清热凉营，养阴透热，称为“清营透邪法”。所谓“透热转气”是指在清营分的药中加入轻透清热之品，如连翘、双花、竹叶等，使营分之热转出气分而解。透热转气不能误解为简单地运用辛散升浮之品，而是在清透的同时使用凉血解毒之品固护营阴，方收良效。

除透热转气之法，火郁发之也是清解法中的重要方法之一。

“火郁”一词最早见于《内经》。《素问·六元正纪大论》中首次提出“五郁”之说，其中即有“火郁”一说。刘河间在《素问玄机原病式》和《伤寒直格》中，首次阐明火郁的病机理论，描述了火郁的证候表现，详释了“火郁发之”的治则，说明了治疗火郁的选方用药。“火郁发之”就是因势利导，通过宣发的方法，使郁热外达，达到气机升降开合的协调，恢复阴平阳秘的状态。

清热解毒法适用于在表、在上、在内之热毒，方选葛根芩连汤（葛根、黄芩、黄连）、黄连解毒汤（黄连、黄芩、黄柏、栀子）、清宫汤（玄参心、莲子心、竹叶心、连翘心、犀角）、牛黄解毒丸（牛黄、雄黄、石膏、黄芩、冰片、大黄）、凉膈散（栀子、黄芩、连翘、薄荷、大黄、芒硝、甘草）、四妙勇安汤（玄参、当归、金银花、甘草）等。

二、排与泄

当邪热内侵，热毒浸淫于内时，清解法已经不适合疾病发展的态势，此时应该采取排与泄的方法。

排与泄有异有同，同者，都属于清解热邪的方法，不同之处在于，泄者，泄热排毒，适用于在内、在下焦热毒之邪，不一定通过肠道排泄的途径才能达到清的目的，而排者，利尿通便，是毒邪排泄的出路。

广义的泄法是指疏散、排泄病邪的方法，如排痰、通便、利尿、发汗等。狭义的泄法是指排泄法，即通大便，利小便。柳宝诒在《温热逢源》中论述热陷心包的证治时说："凡遇此等重证，第一先为热邪寻出路，如在经者从斑汗解，在腑者从二便出是也。"狭义的泄法是指以苦寒降泄的药物为主，佐辛开升散之品，以泄热化湿，达邪下行之法，清除下焦之邪毒，也叫苦泄法。

"苦泄"最早见叶天士的《温热论》，所论为痰热内结，中焦气郁之痞满结胸证或湿热阻滞中焦证。湿热并重之证，应在开肺祛湿基础上加用苦泄之品。毒邪大多具有火热、秽浊的特点，毒热炽盛于内，正邪相争剧烈，用药以寒凉解毒为主，苦寒药解毒之力强，如黄芩、黄连、栀子、生大黄、白头翁、青黛、大青叶、连翘、板蓝根等。

对于在内、在下之热毒，使用清解、宣通的方法已经不奏效，而需导热下行，或在中下焦以清热药泄热，或通过排法，导热由二便而出。常用方选导赤散、大黄泻心汤、凉膈散等。

三、调与补

调法是指机体本身因为病机因素的作用产生气血阴阳的偏颇，通过调节的方法，使人体气血阴阳恢复平衡，达到阴平阳密的状态。

对于热毒之为患，使用调理法主要有理气、化瘀、化痰三法。

气为血之帅，血的运行有赖于气机的升降出入运动。因此，心作为君主之官要发挥正常功能首先依赖于气机通畅。气机失调，气血失和，脏腑功能紊乱，百病丛生。治疗中通过疏通气血就可调整脏腑功能活动，使其从病理状态转至正常生理状态，从而达到治愈疾病的目的。只有气机调畅，血行才能通达，此点在心系疾患中尤为突出。理气主要指理上焦、中焦之气，心系疾病与宗气、胸中之气关系密切，柴胡疏肝散、逍遥散之属可疏肝理气，条达气机。

活血化瘀法是应用具有调畅血行、消散瘀滞的药物，以消散、攻逐体内瘀血来治疗血瘀证的方法。活血化瘀法是心系疾病治疗中极有特色的一种治疗方法，是血瘀证的特有治法。自清代王清任在《医林改错》中确立瘀血学说后，活血化瘀法在多种疾病的治疗领域都有广泛应用。心血管疾病多本虚标实，心气虚，气虚不能行血，日久痰瘀阻络，虚实夹杂，患者多心脉痹阻，不通则痛，治疗时活血化瘀法贯穿始终。运用活血化瘀法，疏其血气，令其条达，而致和平。疏通气血及经络，通则不痛；活血补血益气，补充气血生化之源；活血理气，气行血行；活血养阴，抑制血液凝聚；活血助阳，温阳利水行血。各配伍均协助活血化瘀之法。桃红四物汤、血府逐瘀汤均为心血瘀阻之常用良方。

痰是津液的变异和转化物，既是疾病过程中的病理产物，又是引发疾病的重要因素。《仁斋直指方》中曰："夫痰者，津液之异名。"任何与津液代谢相关的原因和疾病均可导致痰浊的产生。《圣济总录·痰饮门》曰："水之所化，凭气脉以宣流……三焦气涩，脉道闭塞，则水饮停滞，不得宣行，聚而成痰。"先天禀赋不足或气虚可聚湿生痰，气滞可停津为痰，而六淫、七情、饮食等因素可致气郁，使脏腑功能失司，不能气化津液，而致痰邪形成，如脾失健运，三焦气化失于通调，脾转输无权，上不能升输于肺，肺难以通调水道，下不能降归助肾以蒸发开合，使津液输布与排泄失常，以致水湿停聚为痰、为饮、为湿，这些病理产物凝聚不除，久之阻碍气血运行，或由于邪热灼津，凝结成痰，痰阻脉络，邪郁内聚，则成痰浊内阻证。运用化痰方剂燥湿化痰，清化痰火热毒，心脉得畅，诸症自除。方选二陈汤、藿朴夏苓汤等。

除理气、化瘀、化痰外，心系疾病还有一个重要的治则，就是调理中焦，升清降浊。

脾胃居于中焦，是人体气机升降运动的枢纽。脾主升清，将水谷精微之气上输于心肺，布散于周身。胃主降浊，使糟粕秽浊之物从下而出。只有脾胃健运，升降正常，才能维持人体正常的生理功能。李东垣认为："盖胃为水谷之海，饮食入胃，而精气先输脾归肺，上行春夏之令，以滋养周身，乃清气为天者也；升已而下输膀胱，行秋冬之令，为传化糟粕，转溺而出，乃浊阴为地者也。"详尽而形象地阐述了脾胃的生理功能及其重要性。以升降散、半夏泻心汤等方剂升清降浊，自能开中焦之郁结，使气机畅达。

热毒之证，本属阳热证，为何在治疗中还要用补法？

李东垣在他的名著《内外伤辨惑论》中提出了著名的"阴火"理论。阴火，即是相火。相火与元气相对立。元气充沛，则相火潜藏而发挥正常的生理作用，这就是"气食少火，少火生气"。元气不足，则相火妄动而发生病变，即所谓"壮火散气"。李东垣在《内外伤辨惑论·饮食劳倦论》中明确指出："苟饮食失节、寒温不适，则脾胃乃伤；喜怒忧恐，劳役过度，而损耗元气。既脾胃虚衰，元气不足，而心火独盛。心火者，阴火也。起于下焦，其系系于心。心不当令，相火代之；相火，下焦胞络之火，元气之贼也。火与元气不能两立，一胜则一负。脾胃气虚，则下流于肾，阴火得以乘其土位。"

补，即补正气。"火与元气不两立，一胜则一负"，元气亏虚易生热毒，热毒易伤人元气，两者相互矛盾对立。因此，补气可以遏制热毒之势，修复热毒对气阴的耗伤。常用方选保元汤、生脉散、升阳益胃汤、升阳散火汤等。

第七章　热毒证常用治疗方药

一、常用中药饮片

1. 黄芪

【性味】味甘，性微温。

【归经】入脾、肺经。

【功效】益卫固表，补气升阳，托毒生肌，利水消肿。

【适应症】气虚乏力，中气下陷，自汗盗汗，血虚不荣，气虚水肿，脱肛崩漏。

【文献记载】

《本经》载：“主痈疽，久败疮，排脓止痛。补虚，小儿百病。”

《日华子本草》载：“助气壮筋骨，长肉补血。”

《本草汇言》载：“黄芪，补肺健脾，卫实敛汗，驱风运毒之药也……”

《本草逢原》载：“黄芪能补五脏诸虚，治脉弦自汗，泻阴火，去肺热，无汗则发，有汗则止。”

《名医别录》载：“补丈夫虚损，五劳羸瘦，止渴，腹痛，泄痢，益气，利阴气。”

《本草求真》载：“黄芪为补气诸药之最。”

【临床体验】

黄芪分生黄芪、炙黄芪。生黄芪具有益卫固表、补气升阳、托毒生肌、利水消肿功效。炙黄芪的炮制方法有酒制、炒制、盐制等，近代用得最多的方法是蜜制。蜂蜜有甘缓补中之功效，能够增加黄芪补养之力，补中益气汤、十全大补汤、归脾汤中使用的都是蜜炙黄芪。

黄芪，能补五脏之气，为补气药之最。且配伍广泛，与养血、活血药配伍，与补阳、祛湿药配伍，与清热解毒药配伍，灵活广泛，大量应用时不良反应也很少见。针对心系疾病热毒证，应用黄芪能助正气，抑热毒，不会助热毒之邪。

2. 人参

【性味】味甘、微苦，性平。

【归经】入心、脾、肺经。

【功效】大补元气，固脱复脉，生津安神。

【适应症】肢冷脉微，脾虚食少，气短乏力，体虚衰弱，宫冷阳痿，惊悸失眠。

【文献记载】

《神农本草经》载："补五脏，安精神，定魂魄，止惊悸，除邪气，明目，开心，益智，久服轻身健体。"

《本草纲目》载："治男女一切虚证，发热、自汗、眩晕、吐血、嗽血、下血、血淋、血崩、胎前产后诸病。"

《本草经疏》载："人参能回阳气于垂绝，却邪虚于俄顷，其主治也，则补五脏。盖脏虽有五，以言乎生气流通则一也，益真气，则五脏皆补矣。邪气之所以久留而不去者，无他，气虚则不能敌，故留连而不解，兹得补而真气充实，则邪不能容。"

【临床体验】

野生者称为"山参"，栽培者称为"园参"。人参因加工方法的不同，主要分红参类、糖参类、生晒参等多种类型。红参是取园参去支根及须根，洗刷干净，蒸 2 ~ 3 小时，至参根呈黄色，皮呈半透明状为宜，取出烘干或晒干。糖参取洗净的鲜园参置沸水中浸烫 3 ~ 7 分钟，取出，用针将参体扎刺小孔，再浸于浓糖液中 2 ~ 3 次，每次 10 ~ 12 小时，取出干燥。园参采挖后，洗净，除去支根，晒干或烘干，称"生晒参"。临床发现，不少病人服人参易上火，口干咽干、失眠、血压升高，特别是湿热体质、阳亢体质及阴虚火旺之人容易出现不良反应。心系疾病热毒证患者及血压较高、严重失眠等患者应慎用。

3. 西洋参

【性味】味苦、微甘，性寒。

【归经】入心、肺、肾经。

【功效】益气养阴，清火生津。

【适应症】气虚阴亏，内热咳血，虚热劳倦，消渴，口燥喉干。

【文献记载】

西洋参属于舶来品，早在清康熙三十三年《补图本草备要》和清乾隆三十年《本草纲要拾遗》中已有关于西洋参药性的记载。

《本草从新》载："西洋参补肺降火，生津液，除烦倦。虚而有火者相宜。"

《医学衷中参西录》载："西洋参性凉而补，凡欲用人参而不受人参之温补者，皆可以此代之。"

【临床体验】

西洋参也叫花旗参、洋参，原产于加拿大的大魁北克与美国的威斯康星州，中国长白山等地也有种植，亦称种洋参。洋参比人参性偏寒，也可见到人参的上述不良反应，但程度较轻。注意事项基本与人参相同。

4. 党参

【性味】味甘，性平。

【归经】入脾、肺经。

【功效】补中益气，养阴生津。

【适应症】中气不足，食少便溏，咳喘气短，津伤口渴，血虚萎黄，心悸头晕。

【文献记载】

《本草从新》载："补中益气、和脾胃、除烦渴。中气微弱，用以调补，甚为平妥。"

《本草纲目拾遗》载："治肺虚，益肺气。"

《本经逢原》载："清肺。上党人参，虽无甘温峻补之功，却有甘平清肺之力，亦不似沙参之性寒专泄肺气也。"

【临床体验】

取原药，除去泥土等杂质，用清水洗净，略润，切成党参厚片或党参段，低温干燥。麸炒党参是将生党参用麸皮拌炒至黄色，筛去麸皮。党参一药，补养之力不及黄芪、人参，但胜在性平，不易上火。

5. 茯苓

【性味】味甘、淡，性平。

【归经】入心、脾、肾经。

【功效】利水渗湿，健脾安神。

【适应症】脾虚水肿，泄泻，小便不利，痰饮呕恶，心悸，失眠。

【文献记载】

《本草衍义》载："茯苓、茯神，行水之功多，益心脾不可阙也。"

《本草纲目》载："茯苓气味淡而渗，其性上行，生津液，开腠理，滋水源而下降，利小便，故张洁古谓其属阳，浮而升，言其性也；东垣谓其为阳中之阴，降而下，言其功也。"

《用药心法》载："茯苓，淡能利窍，甘以助阳，除湿之圣药也。味甘平补阳，益脾逐水，生津导气。"

《本草求真》载："茯苓入四君，则佐参术以渗脾家之湿，入六味，则使泽泻以行肾邪之余，最为利水除湿要药。书曰健脾，即水去而脾自健之谓也。……且水既去，则小便自开，安有癃闭之虑乎，水去则内湿已消，安有小便多见之谓乎。故水去则胸膈自宽而结痛烦满不作，水去则津液自生而口苦舌干悉去。"

【临床体验】

茯苓与茯苓皮、茯神为一药三用，即是源于同一棵植物——茯苓菌核。其中干燥菌核为茯苓，菌核中间抱有松根的白色部分为茯神，菌核外皮为茯苓皮。茯苓利水渗湿、健脾安神；茯神宁心安神之功较强，专用于心神不安、健忘、惊悸、失眠等症；茯苓皮专行皮肤之水湿，多用于在外在表之水肿。茯苓性味平和，健脾利水，用量可大可小，实为补中之佳品。

6. 太子参

【性味】味甘、微苦，性微温。

【归经】入肺、脾经。

【功效】补气生津。

【适应症】用于脾气虚弱、胃阴不足的食少倦怠、气虚津伤的肺虚燥咳及心悸不眠、虚热汗多等症。

【文献记载】

《本草再新》载："治气虚肺燥，补脾土，消水肿，化痰止渴。"

《饮片新参》载："补脾肺元气，止汗生津，定虚悸。"

《本草从新》载："大补元气。"

【临床体验】

太子参补益之力逊于人参、黄芪、西洋参，但太子参性味平和，对于阳气偏旺的青少年或脾胃气虚不重者尤其适合，既能补脾气，又不致太热，补而不滞，无助热之弊。

7. 生甘草

【性味】味甘，性平。

【归经】入心、脾、肺、胃经。

【功效】甘缓补中，调和诸药。

【适应症】脾胃虚弱，咳嗽痰少，热毒疮疡，脘腹急痛。缓解药物毒性、烈性。

【文献记载】

《别录》载："温中下气，烦满短气，伤脏咳嗽，止渴，通经脉，利血气，解百药毒。"

《本经》载："主五脏六府寒热邪气，坚筋骨，长肌肉，倍力，金疮肿，解毒。"

《汤液本草》载："治肺痿之脓血，而作吐剂；消五发之疮疽，与黄芪同功。"

【临床体验】

甘草是在中医药应用中最广泛的中药之一，素有"国老"之美称。生甘草功效补脾益气，长于清热解毒，祛痰止咳，缓急止痛，调和诸药。

8. 炙甘草

【性味】味甘，性平。

【归经】入心、肺、脾、胃经 。

【功效】补脾和胃，益气复脉。

【适应症】脉结代，心动悸，脾胃气虚，倦怠乏力等。

【文献记载】

《本经》载："主五脏六府寒热邪气，坚筋骨，长肌肉，倍力，金疮肿，解毒。"

《日华子本草》载："安魂定魄。补五劳七伤，一切虚损、惊悸、烦闷、健忘。通九窍，利百脉，益精养气，壮筋骨，解冷热。"

【临床体验】

炙甘草为生甘草的蜜炙品，功效补脾和胃，益气复脉力胜，善平心悸。

9. 仙灵脾

【性味】味辛、甘，性温。

【归经】入肝、肾经。

【功效】补肾壮阳，祛风除湿。

【适应症】肾虚阳痿，腰膝无力，风寒湿痹，筋骨酸痛。

【文献记载】

《日华子本草》载："治一切冷风劳气，补腰膝，强心力，丈夫绝阳不起，女子绝阴无子，筋骨挛急，四肢不任，老人昏耄，中年健忘。"

《医学入门》载："补肾虚，助阳。治偏风手足不遂，四肢皮肤不仁。"

《纲目》载："淫羊藿，性温不寒，能益精气，真阳不足者宜之。"

【临床体验】

仙灵脾又名淫羊藿，温补肾阳，治五脏虚损。与仙茅、巴戟天、当归、黄柏、知母组成"二仙汤"，具有温肾阳、益肾阴、泻肝火、调冲任功效，最早用于更年期综合征和更年期高血压病。临床多用以高血压病、冠心病、心力衰竭等病症，证见阴阳俱虚，虚火上炎。

10. 羌活

【性味】味辛，性温。

【归经】入肾、膀胱经。

【功效】祛风散寒，利关节。

【适应症】感冒风寒，头痛无汗，项强痉挛，关节酸痛，风水浮肿，风寒湿痹。

【文献记载】

《珍珠囊》载："太阳经头痛，去诸骨节疼痛，亦能温胆。"

《日华子本草》载："羌活治一切风并气，筋骨拳挛，四肢羸劣，头旋眼目赤疼及伏梁水气，五劳七伤，虚损冷气，骨节酸疼，通利五脏。"

《药性论》载："羌活治贼风，失音不语，多痒血癞，手足不遂，口面歪斜，遍身顽痹。"

【临床体验】

羌活温经祛风、祛湿通络，善治腰背酸痛。有些心血管病人，特别是中老年病人多见有头晕项强、背部疼痛不适、怕风等，用羌活多有效。

11. 防风

【性味】味辛、甘，性微温。

【归经】入肺、肝、脾、膀胱经。

【功效】祛风解表，胜湿止痛。

【适应症】外感表证，风疹瘙痒，风湿痹痛，脾虚湿盛。

【文献记载】

《本草纲目》载："三十六般风，去上焦风邪，头目滞气，经络留湿，一身骨节痛。除风去湿仙药。”

《药类法象》载：“治风通用。泻肺实，散头目中滞气，除上焦邪。”

《本经》载：“主大风头眩痛，恶风，风邪，目盲无所见，风行周身，骨节疼痹，烦满。”

《日华子本草》载：“治三十六般风，男子一切劳劣，补中益神，风赤眼，止泪及瘫缓，通利五脏关脉，五劳七伤，羸损盗汗，心烦体重，能安神定志，匀气脉。”

【临床体验】

防风是祛风良药，药性甘缓，不峻烈，对风寒和风热的症状都能使用。临床上表虚易感，畏风怕冷症状者均可用之。防风，具有一定祛风散寒解肌、缓急止痛功效，对心绞痛、高血压病、失眠者亦可辨证使用。

12. 金银花

【性味】味甘，性寒。

【归经】入肺、心、胃、大肠经。

【功效】清热解毒，疏风散邪。

【适应症】外感风热，温病发病，痈肿疮疡，咽喉肿痛，热毒痢疾。

【文献记载】

《滇南本草》载：“清热，解诸疮，痈疽发背，丹毒瘰疬。”

《本草通玄》载：“金银花，主胀满下痢，消痈散毒，补虚疗风，世人但知其消毒之功，昧其账利风虚之用，余于诸症中用之，屡屡见效。”

《生草药性备要》载：“能消痈疽疔毒，止痢疾，洗疳疮，去皮肤血热。”

【临床体验】

金银花与忍冬藤是同一棵植物的不同部位，忍冬藤又叫银花藤。二药虽出自一棵植物，但功效不同，金银花以清热解毒为主，忍冬藤则长于祛风通络。

13. 连翘

【性味】味苦，性微寒。

【归经】入肺、心、胆经。

【功效】清热解毒，消痈散结。

【适应症】用于热毒蕴结证，症见疮毒痈肿，瘰疬痰核。

【文献记载】

《本经》载：“主寒热，鼠瘘，瘰疬，痈肿恶疮，瘿瘤，结热。”

《药性论》载："主通利五淋，小便不通，除心家客热。"

【临床体验】

连翘，最早被称为"疮家圣药"。张元素认为连翘之用有三："泻心经客热，一也；去上焦诸热，二也；为疮家圣药，三也。"除用治外科疮疡外，还善清心火，解毒通络，对热毒阻于心络有清热解毒保护作用，效果良好。常用于高血压病、冠心病、心肌病、病毒性心肌炎，心律失常，心力衰竭等疾病有热毒之证者。对心脏血管搭桥支架介入后再狭窄有一定预防作用。

14. 半枝莲

【性味】味辛，性平。

【归经】入肺、肝、肾经。

【功效】清热解毒，散瘀止血，利尿消肿。

【适应症】用于疔疮肿毒，咽喉肿痛，毒蛇咬伤，跌扑伤痛，跌打损伤，吐血，衄血，血淋，水肿等。

【文献记载】

《泉州本草》载："清热，解毒，祛风，散血，行气，利水，通络，破瘀，止痛。内服主血淋，吐血，衄血；外用治毒蛇咬伤，痈疽，疔疮，无名肿毒。"

《广西药植图志》载："消炎，散瘀，止血。治跌打伤，血痢。"

【临床体验】

半枝莲属南方地区的药材，近年北方应用也较多。半枝莲有良好的解毒作用，也常用于肿瘤的治疗。常与白花蛇舌草、半边莲等配伍，清热解毒之功甚强。有实验研究显示半枝莲对血管动脉硬化损伤有保护作用。

15. 蚤休

【性味】味苦、辛，性寒，有毒。

【归经】入心、肝经。

【功效】清热解毒，平喘止咳，熄风定惊。

【适应症】痈肿，疔疮，瘰疬，慢性气管炎，小儿惊风抽搐，蛇虫咬伤。

【文献记载】

《滇南本草》载："消诸疮，无名肿毒，利小便。"

《本草求原》载："益脾汁，升胃之清气，上行于肺，以益血行气壮精益肾，已痨嗽内伤。活血，止血，消肿，解毒。"

《生草药性备要》载："补血行气，壮精益肾，能消百毒。"

【临床体验】

蚤休，又名重楼、七叶一枝花、草河车。蚤休为清热解毒之要药，除清热解毒的功效外，尚有凉肝熄风的作用。

16. 蒲公英

【性味】味苦、甘，性寒。

【归经】入肝、胃经。

【功效】清热解毒，消痈散结。

【适应症】疔疮肿毒，乳痈，瘰疬，目赤，咽痛，肺痈，肠痈，湿热黄疸，热淋涩痛。

【文献记载】

《本草衍义补遗》载："化热毒，消恶肿结核，解食毒，散滞气。"

《纲目拾遗》载："疗一切毒虫蛇伤。"

《滇南本草》载："敷诸疮肿毒，疥癞癣疮；祛风，消诸疮毒，散瘰疬结核；止小便血，治五淋癃闭，利膀胱。"

【临床体验】

蒲公英同蚤休一样，为清热解毒之要药。蒲公英是一种药食两用的草药。既可以当作野菜食用，也可以做成中药饮片。

17. 牛黄

【性味】味甘，性凉。

【归经】入心、肝经。

【功效】清心豁痰，开窍凉肝，熄风解毒。

【适应症】热病神昏，中风痰迷，惊痫抽搐，癫痫发狂，咽喉肿痛，口舌生疮，痈肿疔疮。

【文献记载】

《本经》载："主惊痫，寒热，热盛狂痓。"

《医学发明》载："中脏，痰涎昏冒，宜至宝丹之类镇坠；若中血脉、中府之病，初不宜用龙、麝、牛黄，为麝香治脾入肉，牛黄入肝治筋，龙脑入肾治骨，恐引风药入骨髓，如油入面，莫之能出。"

《本草经疏》载："牛黄，《别录》有小毒，吴普云无毒，然必无毒者为是。入足厥阴、少阳，手少阴经。其主小儿惊痫。经热，热盛口不能开，及大人癫狂痫痓者，皆肝心二经邪热胶痰为病，心热则火自生焰，肝热则木自生风，风火相搏，故发如上等证，此药味苦气凉，入二经而能除热消痰，则风火息，神魂清，诸证自瘳矣。”

《本草汇言》载：“牛黄为治心之药，必酌佐使得宜而后可。故得丹砂而有宁镇之功，得参、苓而有补养之妙，得菖蒲、山药而有开达心孔之能，得枣仁、远志而有和平藏腑之理，得归、地而有凉血之功，得金、银而有安神之美。凡诸心疾，皆牛黄所宜也。”

【临床体验】

牛黄是脊索动物门哺乳纲牛科动物牛干燥的胆结石。在胆囊中产生的称“胆黄”或“蛋黄”，在胆管中产生的称“管黄”，在肝管中产生的称“肝黄”。表面黄红色至棕黄色，有的表面挂有一层黑色光亮的薄膜，习称“乌金衣”，有的粗糙，具疣状突起，有的具龟裂纹。体轻，质酥脆，易分层剥落，断面金黄色，可见细密的同心层纹，有的夹有白心。将少量牛黄加清水调和，涂于指甲上，能将指甲染成黄色，习称“挂甲”，是牛黄的特征。由于天然牛黄名贵，现已经被人工牛黄替代。人工牛黄，即体外培育牛黄，是根据牛胆结石形成机理结合现代生物学原理，在仿生学技术基础上模仿牛胆内的生物环境研制而成。其具有与天然牛黄十分类似的化学成分。天然牛黄资源少，价格高，临床只用于严重高血压病、冠心病不稳定心绞痛、心肌病等较重疾病，每日 0.1 ~ 0.2 克冲服。

18. 牛蒡子

【性味】味苦，性寒。

【归经】入肺、胃经。

【功效】疏散风热，清热解毒。

【适应症】风热感冒，咳嗽痰多，麻疹，风疹，咽喉肿痛，痄腮丹毒，痈肿疮毒。

【文献记载】

《本草经疏》载：“恶实，为散风除热解毒之要药。辛能散结，苦能泄热，热结散则脏气清明，故明目而补中。风之所伤，卫气必壅，壅则发热，辛凉解散则表气和，风无所留矣。”

《药性论》载：“除诸风，去丹毒，主明目，利腰脚，又散诸结节、筋骨烦热毒。”

《本草拾遗》载：“主风毒肿，诸瘘。”

【临床体验】

牛蒡子，又称鼠粘子，本为解表药，清热解毒之力强，同时兼有降肺胃之气，润肠通便之效。与玄参配伍，是治疗咽喉不利的佳品。同时，其通便作用，可使热邪从下而去。

19. 黄连

【性味】味苦，性寒。

【归经】入心、肝、胃、大肠经。

【功效】清热燥湿，泻火解毒。

【适应症】湿热痞满，呕吐吞酸，泻痢，黄疸，高热神昏，心火亢盛，心烦不寐，血热吐衄，温病高热、口渴烦躁、血热妄行，以及热毒疮疡等。

【文献记载】

《药类法象》载："泻心火，除脾胃中湿热，治烦躁恶心，郁热在中焦，兀兀欲吐。治心下痞满必用药也。仲景治九种心下痞，五等泻心汤皆用之。"

《药性赋》载："味苦，平，气寒，无毒。沉也，阴也。其用有四：泻心火，消心下痞满之状；主肠澼，除肠中混杂之红；治目疾暴发宜用，疗疮疡首尾俱同。"

《本草纲目》载："黄连大苦大寒，用之降火燥湿，中病即当止。"

《本草经疏》载："黄连禀天地清寒之气以生，故气味苦寒而无毒。味厚于气，味苦而厚，阴也。宜其下泄，欲使上行须加引导。"

《药性解》载："黄连，味苦，性寒，无毒，入心经。主心火炎，目疾暴发，疮疡红肿，肠红下痢，痞满泄泻，小儿疳热，消中口疮，惊悸烦躁，天行热疾。"

【临床体验】

黄连始载于《神农本草经》，列为上品。历史上最早明确的药用黄连是味连，也即川连，主产于川东和鄂西南，利川是味连的主要道地产区。黄连虽属苦寒之品，却不是一味泻下，小量黄连清热，兼有养胃的作用，大量时以清热燥湿为主。

大约自20世纪80年代以来，黄连逐渐成为治疗心血管疾病常用药。黄连泻火，对快速性心律失常、高血压病有较好的治疗作用，且无负性肌力不良反应。黄连与生地配伍效果更佳，除适用心血管疾病外，临床发现尚有一定降低血糖功效。

20. 黄芩

【性味】味苦，性寒。

【归经】入肺、胆、胃、大肠经。

【功效】清热燥湿，泻火解毒，止血，安胎。

【适应症】湿温，黄疸，泻痢，高热烦渴，肺热，热淋，血热吐衄，痈肿疮毒，胎动不安。

【文献记载】

《本经》载："主诸热黄疸，肠澼，泄利，逐水，下血闭，（治）恶疮，疽蚀，火疡。"

《别录》载："疗痰热，胃中热，小腹绞痛，消谷，利小肠，女子血闭，淋露下血，小儿腹痛。"

《滇南本草》载："上行泻肺火，下行泻膀胱火，（治）男子五淋，女子暴崩，调经清热，胎有火热不安，清胎热，除六经实火实热。"

《纲目》载："治风热湿热头疼，奔豚热痛，火咳，肺痿喉腥，诸失血。"

《本草正》载："枯者清上焦之火，消痰利气，定喘嗽，止失血，退往来寒热，风热湿热，头痛，解瘟疫，清咽，疗肺痿肺痈，乳痈发背，尤祛肌表之热，故治斑疹、鼠瘘，疮疡、赤眼；实者凉下焦之热，能除赤痢，热蓄膀胱，五淋涩痛，大肠闭结，便血、漏血。"

【临床体验】

黄芩善清上焦之火，黄连善清中焦之火，黄柏善清下焦之火。三药共用，配以栀子，即是著名的"黄连解毒汤"。黄芩清热泻火，尤善清肺热。黄芩的应用有生用、炒用、酒炒、炒炭的区别，生黄芩偏于清热燥湿，酒黄芩偏于清肺热，炒黄芩偏于清热泻火安胎，黄芩炭偏于清热止血。

21. 黄柏

【性味】味苦，性寒。

【归经】入肾、膀胱、大肠经。

【功效】清热燥湿，泻火解毒。

【适应症】湿热泻痢，黄疸，白带，足膝肿痛，热淋，疮疡。

【文献记载】

《本经》载："主五脏肠胃中结热，黄疸，肠痔；止泄痢，女子漏下赤白，阴伤蚀疮。"

《别录》载："疗惊气在皮间，肌肤热赤起，目热赤痛，口疮。"

《日华子本草》载："安心除劳，治骨蒸，洗肝，明目，多泪，口干，心热，杀疳虫，治蛔心痛，疥癣，蜜炙治鼻洪，肠风，泻血，后分急热肿痛。"

《本经逢原》载："黄柏，生用降实火，酒制治阴火上炎，盐制治下焦之火，姜制治中焦痰火，姜汁炒黑治湿热，盐酒炒黑制虚火，阴虚火盛面赤戴阳，附子汁制。”

【临床体验】

盐黄柏炮制作用：黄柏生品苦燥，性寒而沉，泻火解毒和燥湿作用较强。黄柏味极苦色鲜黄，善于清解湿热，其通达微润之气，善于流通水湿。湿气郁滞，在上宜汗而发之，在中宜斡旋运之，在下宜通而泻之。黄柏流通之力，善泻下焦湿热，故常用于下焦湿热为病。

22. 栀子

【性味】味苦，性寒。

【归经】入心、肝、肺、胃、三焦经。

【功效】泻火除烦，清热利湿，凉血解毒。

【适应症】五内邪气，胃中热气，面赤酒皻鼻，白癞，赤癞，疮疡。

【文献记载】

《神农本草经》载：“味苦，寒。主治五内邪气，胃中热气，面赤酒皻鼻，白癞，赤癞，疮疡。”

《药性赋》载：“味苦，性大寒，无毒。沉也，阴也。其用有二：疗心中懊侬颠倒而不得眠，治脐下血滞小便而不得利。易老云：轻飘而象肺，色赤而象火，又能泻肿中之火。”

《药类法象》载：“治心烦懊恼，烦不得眠，心神颠倒欲绝，血带，小便不利。”

【临床体验】

栀子，轻清上行，能泻肺火，去肌表热，在外感热病、表里有热之际，能起双解的作用；苦寒泄降，又能泄三焦火，凉血清心热，可用于热病心烦、血热妄行及热淋尿血等症。故栀子既能清气分热，又能清血分热。

23. 苦参

【性味】味苦，性寒。

【归经】入心、肝、胃、大肠、膀胱经。

【功效】清热燥湿，杀虫利尿。

【适应症】湿热黄疸，泻痢带下，皮肤瘙痒，脓疱疮，疥癣，湿热蕴结，小便不利。

【文献记载】

《本经》载："主心腹结气，症瘕积聚，黄疸，溺有余沥，逐水，除痈肿，补中，明目止泪。"

《别录》载："养肝胆气，安五脏，定志益精，利九窍，除伏热肠澼，止渴，醒酒，小便黄赤，疗恶疮下部匿，平胃气，令人嗜食。"

《滇南本草》载："凉血，解热毒，疥癞，脓窠疮毒。疗皮肤瘙痒，血风癣疮，顽皮白屑，肠风下血，便血。消风，消肿毒，痰毒。"

【临床体验】

苦参有抗心律失常的作用，常用于快速性心律失常。苦参与黄芩、黄连、龙胆草性味相近，但苦参味苦涩更燥烈，少数病人服后恶心、胃不适、头晕，因此，药量不宜过大，一般 6 ~ 9 克。

24. 青蒿

【性味】味苦、辛，性寒。

【归经】入肝、胆经。

【功效】清热解暑，除蒸，截疟。

【适应症】暑邪发热，阴虚发热，夜热早凉，骨蒸劳热，疟疾寒热，湿热黄疸。

【文献记载】

《滇南本草》载："去湿热，消痰。治痰火嘈杂眩晕。利小便，凉血，止大肠风热下血，退五种劳热，发烧怕冷。"

《医林纂要》载："清血中湿热，治黄疸及郁火不舒之证。"

【临床体验】

青蒿，始见于《神农本草经》，现以草本植物青蒿或黄花蒿的全草入药，本品性味苦、辛、寒，气味芬芳，轻清透发，功效善退虚热，为治疗阴虚骨蒸劳热的常用药物，又长于清热解暑，凉血止血，常用于温病、暑热、痢疾、黄疸、丹毒。

多年来，我们在临床中用青蒿治疗快速性心律失常。古方中，用青蒿治疗疟疾。自 20 世纪 90 年代，我们将青蒿引入室性过早搏动等快速性心律失常的治疗，经过长期临床和实验研究验证，发现青蒿素类提取物确有很好的抗心律失常作用。山东省中医院与陕西摩美德制药有限公司联合开发研制的治疗心脏室性早搏的新药"心速宁胶囊"，是治疗室性早搏中成药优秀者，处方中就含有青蒿。

25. 生地

【性味】味甘、苦，性寒。

【归经】入心、肝、肾经。

【功效】清热凉血，生津润燥。

【适应症】急性热病，高热神昏，津伤烦渴，血热妄行之吐血、衄血、崩漏、便血，口舌生疮，咽喉肿痛，劳热咳嗽，跌打伤痛，痈肿。

【文献记载】

《本草汇言》载："生地，为补肾要药，益阴上品，故凉血补血有功，血得补，则筋受荣，肾得之而骨强力壮。又治胎产劳伤，皆血之愆，血得其养，则胎产获安。又肾开窍于二阴，而血主濡之，二便所以润也。"

《本草新编》载："生地，凉头面之火，清肺肝之热，热血妄行，或吐血，或衄血，或下血，宜用之为主，而加入荆芥，以归其经，加入三七根末，以止其络。"

《得配本草》载："世人动云生地妨胃，其能开胃，人实不晓，惟胃中阳气不足者，服之则胃气不运而饮食减，若胃阴虚，而胃土干燥，致胃气不运者，生地滋其阴，以清其火，而胃气从此运行，饮食自然渐进。"

【临床体验】

地黄为玄参科植物的根茎，每年 10 ~ 11 月采集，晒干即成生地。将生地以砂仁、酒、陈皮为辅料，反复蒸晒至颜色变黑，质地柔软即为熟地。生地性寒，功能凉血清热、滋阴补肾、生津止渴；熟地补血滋润，益精填髓。生地有患者服用后出现肠鸣音亢进，大便稀、次数增加，临床辨证应用。

26. 玄参

【性味】味苦、咸，性微寒。

【归经】入肺、肾经。

【功效】清热凉血，滋阴降火，解毒散结。

【适应症】肺热咳嗽、痰黄黏稠、鼻咽干燥，高热迫血妄行、神昏谵语，肺阴亏耗、干咳痰少或痰中带血、声嘶、口干、潮红，消渴、口渴多饮等。

【文献记载】

《药性论》载："能治暴结热，主热风头痛，伤寒劳复，散瘤瘿瘰疬。"

《别录》载："主暴中风，伤寒身热，支满狂邪，忽忽不知人，温疟洒洒，血瘕下寒血，除胸中气，下水，止烦渴，散颈下核、痈肿、心腹痛、坚症，定五藏。"

《品汇精要》载："消咽喉之肿，泻无根之火。"

《本草正义》载："疗胸膈心肺热邪，清膀胱肝肾热结。疗风热之咽痛，泄肝阳之目赤，止自汗盗汗，治吐血衄血。”

【临床体验】

玄参与生地黄两者均能清热凉血，养阴生津，常相须为用，用治热入营血、热病伤阴、阴虚内热等证。玄参泻火解毒力较强，生地黄清热凉血力较大。

27. 麦冬

【性味】味甘、微苦，性微寒。

【归经】入心、肺、胃经。

【功效】滋阴润燥，养阴生津。

【适应症】肺燥干咳、津伤口渴、心烦失眠、内热消渴。

【文献记载】

《药性论》载：“治热毒，止烦渴，主大水面目肢节浮肿，下水。治肺痿吐脓，主泄精。”

《日华子本草》载：“治五劳七伤，安魂定魄，时疾热狂，头痛，止嗽。”

《用药心法》载：“补心气不足及治血妄行。”

《珍珠囊》载：“治肺中伏火，生脉保神。”

【临床体验】

麦冬属滋阴上品，与人参、五味子共同组成生脉散，为心系疾病治疗中最重要的方剂之一。由于麦冬性质平和，不躁不烈，因此也常入代茶饮。滋阴解表，常与双花、连翘配伍；治肺阴不足，咳嗽气喘，常与黄芩、桑白皮为伍。笔者认为麦冬可养阴生津润燥，补心气，滋心阴，治虚劳。

28. 丹皮

【性味】味苦，性寒。

【归经】入心、肝、肾经。

【功效】清热凉血，活血散瘀。

【适应症】温病热入血分，发斑，吐衄，温病后期热伏阴分发热，阴虚骨蒸潮热，血滞经闭，痛经，痈肿疮毒，跌扑伤痛，风湿热痹。

【文献记载】

《本草纲目》载：“牡丹皮治手足少阴，厥阴四经血分伏火。盖伏火即阴火也，阴火即相火也。古方惟以此治相火，故仲景肾气丸用之。后人乃专以黄柏治相火，不知牡丹之功更胜也。”

《景岳全书》载：“味辛苦，气微凉，气味俱轻，阴中阳也。赤者行性多，白者行性缓，入足少阴及手厥阴经。”

《药性论》载：“能治冷气，散诸痛，治女子经脉不通，血沥腰疼。”

【临床体验】

丹皮清血兼能活血，凉血散瘀，使血流畅而不留瘀，血热清而不妄行，是血热炽盛、肝肾火旺及瘀血阻滞等证的要药。性寒有碍脾运，多炒用。

29. 葛根

【性味】味甘、辛，性凉。

【归经】入脾、胃经。

【功效】解肌退热，生津，透疹，升阳止泻。

【适应症】外感发热头痛、项背强痛，口渴，消渴，麻疹不透，热痢，泄泻。

【文献记载】

《纲目》载：“散郁火。”

《本经逢原》载：“葛根轻浮，生用则升阳生津，熟用则鼓舞胃气，故治胃虚作渴，七味白术散用之。又清暑益气汤兼黄柏用者，以暑伤阳明，额颅必胀，非此不能开发也。”

《本草经疏》载：“葛根，解散阳明温病热邪主要药也，故主消渴，身大热，热壅胸膈作呕吐。发散而升，风药之性也，故主诸痹。”

【临床体验】

葛根分为“野葛根”和“粉葛根”两品种。其中粉葛滋阴生津之力强，适用于消渴、阴虚证。野葛，又称柴葛，因为含有比较多的葛根素，更适用于心脑系疾病。野葛根与粉葛根形状、功能有明显差别，建议分为两个品种区别应用。

30. 决明子

【性味】味苦、甘、咸，性微寒。

【归经】入肝、肾、大肠经。

【功效】清肝明目，润肠通便。

【适应症】目赤涩痛，畏光多泪，头痛眩晕，目暗不明，大便秘结。

【文献记载】

《本草纲目》载：“除肝胆风热，淫肤白膜，青盲。”

《本草求真》载：“决明子，除风散热。凡人目泪不收，眼痛不止，多属风热内淫，以致血不上行，治当即为驱逐；按此苦能泄热，咸能软坚，甘能补血，力薄气浮，又能升散风邪，故为治目收泪止痛要药。”

《本草正义》载："决明子明目，乃滋益肝肾，以镇潜补阴为义，是培本之正治，非如温辛散风，寒凉降热之止为标病立法者可比，最为有利无弊。"

【临床体验】

决明子既能清肝明目通便，又能降血脂，对"三高"人群尤其适宜。常与山楂、菊花配伍，代茶饮，有清肝明目、降脂减肥、降低血压的功效。肝阳上亢证患者还可以决明子装成药枕，每日使用，可使耳聪目明。性寒有碍胃脾，可炒用。

31. 大黄

【性味】味苦，性寒。

【归经】入脾、胃、大肠、肝、心经。

【功效】泻下攻积，清热泻火，凉血解毒，逐瘀通经。

【适应症】积滞便秘，血热吐衄，目赤咽肿，热毒疮疡，烧烫伤，湿热痢疾、黄疸、淋证，各种瘀血证。

【文献记载】

《本草纲目》载："凡病在气分，及胃寒血虚，并妊娠、产后，并勿轻用，其性苦寒，能伤元气、耗阴血故也。"

《本草新编》载："大黄性甚速，走而不守，善荡涤积滞，调中化食，通利水谷，推陈致新，导瘀血，滚痰涎，破症结，散坚聚，止疼痛，败痈疽热毒，消肿胀，俱各如神。欲其上升，须加酒制；欲其下行，须入芒硝；欲其速驰，生用为佳；欲其平调，熟煎尤妙；欲其少留，用甘草能缓也。"

《日华子本草》载："通宣一切气，调血脉，利关节，泄壅滞、水气，四肢冷热不调，温瘴热痰，利大小便，并敷一切疮疖痈毒。"

《别录》载："平胃，下气，除痰实，肠间结热，心腹胀满，女子寒血闭胀，小腹痛，诸老血留结。"

【临床体验】

大黄始在《神农本草经》中列为下品，在现代，大黄属于常用药物。生大黄气味重浊，走而不守，直达下焦，泻下作用峻烈，易伤胃气。酒大黄力稍缓，并借酒升提之性，引药上行，可清上焦实热。熟大黄泻下作用缓和，活血祛瘀之力强。大黄炭泻下作用极弱，并有止血作用，可用于大肠有积滞的大便下血。

大黄具有通腑泻浊、清热解毒、活血化瘀之多种功效，相当于一个小复方。其与番泻叶、芦荟相比，泻下作用较为缓和，广泛用于临床治疗、生活调理、康复保健之需要。

32. 番泻叶

【性味】味甘、苦，性寒。

【归经】入大肠经。

【功效】泻热导滞，通便利水。

【适应症】热结积滞，便秘腹痛，水肿胀满。

【文献记载】

《饮片新参》载："泄热，利肠府，通大便。"

《现代实用中药》载："治热结便秘，积滞腹胀。"

【临床体验】

番泻叶是常用泻下药，原产地在印度和非洲，后来传入中国。番泻叶入大肠，有泻热行滞、通便利水的效果。番泻叶泻下的作用明显，一般服后 6 ~ 8 小时产生作用，不宜长期使用。

33. 芦荟

【性味】味苦，性寒。

【归经】入肺、脾、胃、膀胱经。

【功效】清肺止咳，凉血止血，清热利湿。

【适应症】热风烦闷，胸膈间热气，明目镇心，小儿癫痫惊风，疗五疳，杀三虫及痔病疮瘘，解巴豆毒。

【文献记载】

《本草经疏》载："芦荟禀天地阴寒之气，故其味苦，其气寒，其性无毒。寒能除热，苦能泄热燥湿，苦能杀虫，至苦至寒，故为除热杀虫之要药。"

《本草分经》载："大苦，大寒，凉肝镇心，功专清热，杀虫，治凉痫、湿癣。"

《得配本草》载："辛，温。入足厥阴经。最捷于引经入肝。消风热，杀三虫，散瘰疬，治惊痫。镇心明目，利水除肿。"

【临床体验】

芦荟药食同用，既有泻下凉血的功效，也能作为食物应用。

34. 冰片

【性味】味辛、苦，性寒。

【归经】入肺、心、脾经。

【功效】开窍醒神，清热散毒，明目退翳。

【适应症】热病高热神昏，中风痰厥惊痫，暑湿蒙蔽清窍，喉痹耳聋，口疮齿肿，疮痈痔疮，目赤肿痛，痰火郁闭，喉痹音哑，火热壅滞，口疮齿肿。

【文献记载】

《唐本草》载："主心腹邪气，风湿积聚，耳聋。明目，去目赤肤翳。"

《纲目》载："疗喉痹，脑痛，鼻息，齿痛，伤寒舌出，小儿痘陷。通诸窍，散郁火。"

【临床体验】

冰片，又名龙脑、龙脑香、梅花冰片，是龙脑香科植物龙脑香的树脂和挥发油加工品提取获得的结晶，目前所用冰片为化学合成的机制冰片。冰片芳香走窜之力甚强，既往多入丸、散、膏、丹剂。近 20 多年来用于心脑血管的治疗表现出很好的效果，速效救心丸、复方丹参滴丸、麝香保心丸等一些中成药都含有冰片。多年来我们在治疗冠心病的复方汤剂中加入冰片 0.2 ~ 0.3 克冲服，取得了明显疗效。

35. 丹参

【性味】味苦，性微温。

【归经】入心、肝经。

【功效】祛瘀止痛，活血通经，清心除烦。

【适应症】月经不调，经闭痛经，症瘕积聚，胸腹刺痛，热痹疼痛，疮疡肿痛，心烦不眠，肝脾肿大，心绞痛。

【文献记载】

《本经》载："主心腹邪气，肠鸣幽幽如走水，寒热积聚；破症除瘕，止烦满，益气。"

《滇南本草》载："补心定志，安神宁心。治健忘怔忡，惊悸不寐。"

《纲目》载："活血，通心包络，治疝痛。"

《吴普本草》载："治心腹痛。"

【临床体验】

丹参活血通经，是心系疾病治疗的要药。丹参能通血脉，功擅活血化瘀，故俗称"一味丹参散，功同四物汤"。经过多年的研究，丹参已经有多种制剂上市，既有口服药，也有注射剂，都在临床广泛应用。此药性味平和，温而不燥，活血力强，是一味不可多得的好药。

36. 川芎

【性味】味辛，性温。

【归经】入肝、胆、心包经。

【功效】活血祛瘀，行气开郁，祛风止痛。

【适应症】月经不调，经闭痛经，产后瘀滞腹痛，症瘕肿块，胸胁疼痛，头痛眩晕，风寒湿痹，跌打损伤，痈疽疮疡 。

【文献记载】

《医学启源》载："补血，治血虚头痛。"

《纲目》载："燥湿，止泻痢，行气开郁。芎䓖，血中气药也，肝苦急以辛补之，故血虚者宜之；辛以散之，故气郁者宜之。"

《本草正》载："川芎，其性善散，又走肝经，气中之血药也。"

《本草汇言》载："芎䓖，上行头目，下调经水，中开郁结，血中气药。尝为当归所使，非第治血有功，而治气亦神验也。"

【临床体验】

川芎是重要的活血止痛药，其性"走而不守"，活血而兼能行气开郁。"能通周身血脉""上行头目，下调经水，中开郁结"。川芎辛温香窜，走而不守，能上行头巅、下达血海、外彻皮毛、旁通四肢，为血中之气药，故有活血行气、散风止痛等作用，为治头痛良药，不论风寒、风热、气虚、血瘀头痛，只要配伍适当，均可应用。

37. 元胡

【性味】味辛、苦，性温。

【归经】入肝、脾、心经。

【功效】活血行气，止痛。

【适应症】全身各部气滞血瘀之痛，痛经，经闭，症瘕，产后瘀阻，跌扑损伤，疝气作痛。

【文献记载】

《雷公炮炙论》载："治心痛欲死。"

《日华子本草》载："除风，治气，暖腰膝，破症癖，扑损瘀血，落胎，及暴腰痛。"

《纲目》载："活血，利气，止痛，通小便。"

《医学启源》载："治脾胃气结滞不散，主虚劳冷泻，心腹痛，下气消食。"

【临床体验】

元胡，又称元胡索、延胡索。既入血分，又入气分，既能行血中之气，又能行气中之血。盖气郁则痛，血滞亦痛，行气活血，通则不痛，故为活血利气止痛之良药，凡一身上下诸痛之属于气滞血瘀者，均可用之。有人说：心痛欲死，速觅元胡。

38. 三七

【性味】味辛、甘、微涩、微苦，性温。

【归经】入肝、心、胃经。

【功效】散瘀止血，消肿定痛。

【适应症】用于咯血，吐血，衄血，便血，崩漏，外伤出血，胸腹刺痛，跌扑肿痛。

【文献记载】

《纲目》载："三七，近时始出，南人军中用为金疮要药，云有奇功。又云凡杖扑伤损，瘀血淋漓者，随即嚼烂罨之即止，青肿者即消散。产后服亦良。大抵此药气味温甘微苦，乃阳明、厥阴血分之药，故能治一切血病。"

《本草新编》载："三七根，止血之神药也。无论上、中、下之血，凡有外越者，一味独用亦效，加入于补血补气药中则更神。盖此药得补而无沸腾之患，补药得此而有安静之休也。"

《本草求真》载："三七，世人仅知功能止血住痛，殊不知痛因血瘀则疼作，血因敷散则血止。三七气味苦温，能于血分化其血瘀。"

【临床体验】

三七，俗称"金不换"，一般种植 3 ~ 4 年收获，打掉花蕾、不留种采挖的三七，叫作"春七"，一般都是每年 10 ~ 11 月采收，质量好，产量高；培育过种子后采挖的三七，叫作"冬七"，一般每年的 1 ~ 2 月采收，质量差，产量低。三七分主根、支根及根茎，支根习称"筋条"，根茎习称"剪口"。云南文山三七历史悠久，习称"文三七""田七"，为道地药材。三七有"止血神药"之称，散瘀血，止血而不留瘀，对出血兼有瘀滞者更为适宜。

39. 桃仁

【性味】味苦、甘，性平。

【归经】入心、肝、大肠经。

【功效】活血祛瘀，润肠通便，止咳平喘。

【适应症】经闭痛经，症瘕痞块，肺痈肠痈，跌扑损伤，肠燥便秘，咳嗽气喘。

【文献记载】

《纲目》载："桃仁行血，宜连皮尖生用；润燥活血，宜汤浸去皮尖炒黄用，或麦麸同炒，或烧存性，各随本方。"

《本草经疏》载："桃核仁苦能泄滞，辛能散结，甘温通行而缓肝，故主如上等证也。心下宿血去则气自下，咳逆自止。味苦而辛，故又能杀小虫也。桃仁性善破血，散而不收，泻而无补，过用之，及用之不得其当，能使血下不止，损伤真阴。"

《本经逢原》载："桃仁，为血瘀血闭之专药。苦以泄滞血，甘以生新血。"

【临床体验】

桃仁活血之力较好，仲景以桃仁为主药，曾组"抵当汤"方。桃仁属药食两用之品，《饮膳正要》中曾记载"桃仁粥"："治心腹痛，上气咳嗽，胸膈妨满，喘急。桃仁（三两，汤煮熟，去尖、皮，研）上件取汁，和粳米同煮粥，空腹食之。"

40. 红花

【性味】味辛，性温。

【归经】入心、肝经。

【功效】活血通经，祛瘀止痛。

【适应症】痛经，经闭，产后血晕，瘀滞腹痛，胸痹心痛，血积，跌打瘀肿，关节疼痛，中风瘫痪，斑疹紫暗。

【文献记载】

《开宝本草》载："主产后血运口噤，腹内恶血不尽、绞痛，胎死腹中，并酒煮服。亦主蛊毒下血。"

《纲目》载："活血，润燥，止痛，散肿，通经。"

《本草衍义补遗》载："红花，破留血，养血。多用则破血，少用则养血。"

《本草汇言》载："红花，破血、行血、和血、调血之药也。"

【临床体验】

红花对心血管系统有多种功效：有增加冠脉血流量及心肌营养性血流量的作用，能够对抗实验性心肌缺血及心肌梗死，能降低脑卒中发生率及死亡率，对实验性脑梗死动物的脑组织具有保护作用。

41. 西红花

【性味】味甘，性平。

【归经】入心、肝经。

【功效】活血调经，祛瘀止痛。

【适应症】清肝热，血瘀血滞，月经不调，产后恶露不尽，跌打损伤，内外出血。

【文献记载】

《纲目》载："活血，又治惊悸。"

《品汇精要》载："主散郁调血，宽胸膈，开胃进饮食，久服滋下元，悦颜色，及治伤寒发狂。"

《本草正义》载："西藏红花，降逆顺气，开结消瘀，仍与川红花相近，而力量雄峻过之。今人仅以为活血行滞之用，殊未足尽其功用。按濒湖《纲目》，已有番红花，称其主心气忧郁，结闷不散，能活血治惊悸，则散结行血，功力亦同。"

【临床体验】

藏红花，原名番红花，又称西红花，原产地在希腊、小亚细亚、波斯等地。番红花是经印度传入我国西藏，由西藏传入内地。所以，人们把由西藏运往内地的番红花，误认为西藏所产，称作"藏红花"。藏红花花丝比红花长，颜色比草红花深。取少许藏红花浸入水或酒精中，可见花柱头有黄橙色直线下降，且逐渐将水染色，而伪品则没有；或取藏红花放在玻璃片上，滴上一滴碘酒，真品不变色，伪品变成其他颜色。

42. 赤芍

【性味】味苦，性凉。

【归经】入肝经。

【功效】化瘀止痛，凉血消肿。

【适应症】瘀滞经闭，疝瘕积聚，腹痛，胁痛，衄血，血痢，肠风下血，目赤，痈肿。

【文献记载】

《本经》载："主邪气腹痛，除血痹，破坚积，寒热疝瘕，止痛，利小便，益气。"

《别录》载："通顺血脉，缓中，散恶血，逐贼血，去水气，利膀胱大小肠，消痈肿，时行寒热，中恶腹痛，腰痛。”

《滇南本草》载：“泻脾火，降气，行血，破瘀，散血块，止腹痛，退血热，攻痈疮，治疥癞。”

《药性论》载：“治肺邪气，腹中疞痛，血气积聚，通宣脏腑拥气，治邪痛败血，主时疾骨热，强五脏，补肾气，治心腹坚胀，妇人血闭不通，消瘀血，能蚀脓。”

【临床体验】

赤芍主入肝经，善走血分，能清肝火，除血分郁热而有凉血止血、散瘀消斑之功。用于温热病热入血分，斑疹紫黑，常配生地、丹皮。

43. 莪术

【性味】味辛、苦，性温。

【归经】入肝、脾经。

【功效】破血消积，行气止痛。

【适应症】气血凝滞，心腹胀痛，症瘕，积聚，宿食，妇女血瘀经闭，跌打损伤。

【文献记载】

《日华子本草》载：“治一切血气，开胃消食，通月经，消瘀血，止扑损痛，下血及内损恶血等。”

《本草经疏》载：“蓬莪术行气破血散结，是其功能之所长，若夫妇人小儿，气血两虚，脾胃素弱而无积滞者，用之反能损其真气，使食愈不消而脾胃益弱，即有血气凝结、饮食积滞，亦当与健脾开胃、补益元气药同用，乃无损耳。”

《药品化义》载：“蓬术味辛性烈，专攻气中之血，主破积消坚，去积聚癖块，经闭血瘀，扑损疼痛。与三棱功用颇同，亦忽过服。”

【临床体验】

莪术属破血药，其性峻烈，有耗气伤血之弊，中病即止，不宜过量或久服。莪术油治疗肿瘤有效。近年来，瘀血较重的冠心病心绞痛、心肌梗死，脑梗死，肥厚型心肌病患者常用莪术，并且莪术、水蛭同用，效果尚好，未发现不良反应。

44. 姜黄

【性味】味苦、辛，性温。

【归经】入肝、脾经。

【功效】破瘀通经，行气止痛。

【适应症】经闭腹痛，症瘕积聚，肩臂痹痛，外伤瘀血肿痛等症。

【文献记载】

《唐本草》载："主心腹结积，疰忤，下气，破血，除风热，消痈肿。功力烈于郁金。"

《日华子本草》载："治症瘕血块，痈肿，通月经，治跌扑瘀血，消肿毒；止暴风痛冷气，下食。"

《本草正》载："除心腹气结气胀，冷气食积疼痛。"

【临床体验】

李时珍对郁金、姜黄、莪术三药曾做过比较，《本草纲目》载："郁金入心，专治血分之病；姜黄入脾，兼治血中之气；莪术入肝，治气中之血。"

姜黄具有降低血压中甘油三酯的作用，中成药"降脂通络软胶囊"的成分就是姜黄。

45. 刘寄奴

【性味】味苦，性温。

【归经】入心、脾经。

【功效】破血通经，消瘀止痛，止血消肿，下气除胀。

【适应症】治经闭症瘕，胸腹胀痛，产后血瘀，跌打损伤，金疮出血，痈毒焮肿。

【文献记载】

《唐本草》载："主破血，下胀。"

《日华子本草》载："治心腹痛，下气水胀、血气，通妇人经脉症结，止霍乱水泻。"

《本草蒙筌》载："消焮肿痈毒，灭汤火热疼。"

《本草求原》载："治心气痛，痔疮出血。"

【临床体验】

药用刘寄奴有南北之别，北刘寄奴又名阴行草，北方多用；南刘寄奴又名奇蒿，南方多用。二者功效近似，但南刘寄奴其醒脾消食之功较北刘寄奴明显，故南刘寄奴又称"化食丹"。

46. 水蛭

【性味】味咸、苦，性平，有毒。

【归经】入肝、膀胱经。

【功效】破血，逐瘀，通经。

【适应症】瘀血停滞、经闭、血块积聚、丹毒痈肿、跌打损伤等。

【文献记载】

《本经》载："主逐恶血、瘀血、月闭，破血瘕积聚，无子，利水道。"

《本草拾遗》载："人患赤白游疹及痈肿毒肿，取十余枚令啖病处，取皮皱肉白，无不差也。"

《本草汇言》载："水蛭，逐恶血、瘀血之药也。"

《汤液本草》载："水蛭，苦走血，咸胜血，仲景抵当汤用虻虫、水蛭，咸苦以泄畜血，故《经》云有故无殒也。"

【临床体验】

目前所用水蛭基本为烫水蛭。先将滑石粉置锅内炒热，加入净水蛭段，烫至微鼓起，取出，筛去滑石粉，放凉即成。

水蛭有很强的活血逐瘀作用。多年来水煎服，用于心脑血管病、月经不调等血瘀证型显示出很好疗效，有一定降低血脂作用，该药入水煎煮并不破坏有效成分。极个别病例出现皮肤过敏、恶心轻微不良反应，未发生过消化道出血，说明该药安全有效，临床用量 6 ～ 9 克。

47. 地龙

【性味】味咸，性寒。

【归经】入肝、脾、膀胱经。

【功效】清热止痉，平肝熄风，通经活络，平喘利尿。

【适应症】主热病发热狂躁，惊痫抽搐，肝阳头痛，中风偏瘫，风湿痹痛，肺热喘咳，小便不通。

【文献记载】

《别录》载："疗伤寒伏热狂谬，大腹，黄疸。"

《纲目》载："主伤寒，疟疾，大热狂烦，及大人、小儿小便不通，急慢惊风，历节风痛，肾脏风注，头风，齿痛，风热赤跟，木舌，喉痹，鼻息，聤耳，秃疮，瘰疬，卵肿，脱肛。解蜘蛛毒，疗蚰蜒入耳。"

《药性纂要》载："蚯蚓，性寒下行，能解热疾而利小便，治天行热病，烦渴狂言。盖时行热病，涉上焦气分，而邪迫心经，致令狂言。地龙得寒水之气，由心经引热下行自小便而出，此釜底抽薪之法也。"

【临床体验】

地龙是动物性药物，有异味，一般在炮制过程中采用滑石粉制、炒制、烫制等几种方法。滑石粉制地龙：取滑石粉，置锅内加热后，投入地龙段，拌炒至鼓起时，取出，筛去滑石粉，放凉。炒制地龙：取地龙微炒或炒黄研细。烫制地龙：先将沙炒热，加入地龙拌炒至鼓起，筛去沙即可。地龙有效成分蚓激酶，在超过60度高温时易被破坏，因此，临床应用将地龙用于水煎煮应予以考虑。

48. 僵蚕

【性味】味咸、辛，性平。

【归经】入肝、肺经。

【功效】熄风止痉，祛风止痛，化痰散结。

【适应症】肝风夹痰，惊痫抽搐，小儿急惊，破伤风，中风口歪，风热头痛，目赤咽痛，风疹瘙痒，发颐痄腮。

【文献记载】

《本经》载：“主小儿惊痫夜啼，去三虫，灭黑䵟，男子阴疡病。”

《玉楸药解》载：“活络通经，驱风开痹。治头痛胸痹，口噤牙疼，瘾疹风瘙；烧研酒服，能溃痈破顶，又治血淋崩中。”

《本草图经》载：“治中风，急喉痹，捣筛细末，生姜自然汁调灌之。”

【临床体验】

僵蚕是家蚕的幼虫因感染白僵菌而致死的干燥虫体。炮制方法为麸炒：取麸皮撒在热锅内，用武火加热，俟冒烟时，加入净僵蚕，拌炒至表面黄色，取出，筛去麸皮，放凉。

49. 蜈蚣

【性味】味辛，性温，有毒。

【归经】入肝经。

【功效】祛风止痉，通络止痛，攻毒散结。

【适应症】惊风，癫痫，痉挛抽搐，中风口歪，半身不遂，破伤风，风湿顽痹，偏正头痛，毒蛇咬伤，疮疡，瘰疬。

【文献记载】

《本经》载：“主啖诸蛇虫鱼毒，温疟，去三虫。”

《纲目》载：“治小儿惊痫风搐，脐风口噤，丹毒，秃疮，瘰疬，便毒，痔漏，蛇瘕、蛇瘴、蛇伤。”

《别录》载："疗心腹寒热结聚，堕胎，去恶血。"

【临床体验】

本品有毒，用量不宜过大。蜈蚣具有止痉、镇静、降血脂、抗肿瘤、抗结核杆菌、真菌，促进免疫功能，抗心肌缺血及动脉硬化等作用。

50. 全蝎

【性味】味辛，性平，有毒。

【归经】入肝经。

【功效】熄风止痉，攻毒散结，通络止痛。

【适应症】小儿惊风，抽搐痉挛，中风口歪，半身不遂，破伤风，风湿顽痹，偏正头痛，疮疡，瘰疬。

【文献记载】

《本草求真》载："全蝎，专入肝祛风，凡小儿胎风发搐，大人半边不遂，口眼㖞斜，语言蹇涩，手足搐掣，疟疾寒热，耳聋，带下，皆因外风内客，无不用之。"

《开宝本草》载："疗诸风瘾疹，及中风半身不遂，口眼㖞斜，语涩，手足抽掣。"

《王楸药解》载："穿筋透骨，逐湿除风。"

【临床体验】

全蝎含蝎毒，为一种类似蛇毒神经毒的蛋白质，主要危害是使呼吸麻痹。但含硫量较少，故作用时间短。全蝎内服中毒量 30 ~ 60 克。全蝎性善走窜，能穿筋透骨，有通络、行气血等作用。

51. 车前草

【性味】味甘，性寒。

【归经】入肾、膀胱、肝经。

【功效】清热利尿，凉血解毒。

【适应症】热结膀胱，小便不利，淋浊带下，水肿，黄疸，泻痢，热咳嗽，肝热目赤，咽痛乳蛾，衄血，尿血，痈肿疮毒。

【文献记载】

《药性论》载："治血尿。能补五脏，明目，利小便，通五淋。"

《滇南本草》载："清胃热，明目，利小便，分利五淋，赤白便浊，止水泻，消水肿，退眼赤。"

《本草备要》载：“行水，泻热，凉血。”

【临床体验】

车前子是车前草的种子，车前草是全草入药。车前子主要作用是利湿通淋、渗湿止泻、偏于下行。而车前草也有利尿通淋、清肺明目之效。为避免车前子包煎烦琐，我们临床上经常用车前草代替车前子使用，效果近似。

52. 薏苡仁

【性味】味甘、淡，性凉。

【归经】入脾、胃、肺经。

【功效】利水渗湿，清热排脓，健脾止泻，除痹消肿。

【适应症】小便短赤，水肿脚气，发热，肺痈，肠痈，脾虚湿困泄泻，风湿痹痛，筋脉拘挛等病症。

【文献记载】

《药品化义》载：“薏米，味甘气和，清中浊品，能健脾阴，大益肠胃。”

《本草正》载：“薏苡，味甘淡，气微凉，性微降而渗，故能去湿利水，以其志湿，故能利关节，除脚气，治痿弱拘挛湿痹，消水肿疼痛，利小便热淋，亦杀蛔虫。”

《本草新编》载：“薏仁最善利水，不至损耗真阴之气，凡湿盛在下身者，最宜用之，视病之轻重，准用药之多寡，则阴阳不伤，而湿病易去。”

【临床体验】

薏苡仁是药食两用的药材。煮粥，蒸煮成饭，或搭配鱼类，都是良好的食疗品。

53. 猪苓

【性味】味甘、淡，性平。

【归经】入肾、膀胱经。

【功效】利水渗湿。

【适应症】小便不利，水肿，泄泻，淋浊，带下。

【文献记载】

《药性论》载：“解伤寒温疫大热，发汗，主肿胀，满腹急痛。”

《珍珠囊》载：“渗泄，止渴，又治淋肿。”　　𢙐

《医学启源》载：“大燥除湿。《主治秘要》云，去心懊　。”

【临床体验】

猪苓与茯苓，二药都能利水渗湿，对于小便不利淋痛、水肿等症，常相须为

用，协同利水效果，但猪苓淡重于甘，主入肾与膀胱经，只能渗湿利尿，无补脾益中之效，且利水作用较茯苓强；茯苓则利中有补，甘则补中，淡则能渗，既能滋补心脾而益肺宁心安神，又能利水通窍除邪热，补而不峻，利而不猛。

54. 茵陈

【性味】味辛、苦，性微寒。

【归经】入脾、胃、肝、胆经。

【功效】清湿热，退黄疸。

【适应症】黄疸，小便短赤，湿疮。

【文献记载】

《本草经疏》载："茵陈，其主风湿寒热，邪气热结，黄疸，通身发黄，小便不利及头热，皆湿热在阳明、太阴所生病也。苦寒能燥湿除热，湿热去，则诸症自退矣。除湿散热结之要药也。"

《别录》载："茵陈生太山及丘陵坡岸上，五月及立秋采，阴干。治通身发黄，小便不利，除头热，去伏瘕。"

【临床体验】

春季采收的茵陈习称"绵茵陈"，秋季采割的称"花茵陈"。茵陈治疗黄疸自《伤寒论》至今已有2000多年，对各种疾病引起的黄疸都有较好的疗效。除了利胆退黄外，对内有虚热者尤为适宜。

55. 竹叶

【性味】味甘、淡，性寒。

【归经】入心、肺、胆、胃经。

【功效】清热除烦，生津利尿。

【适应症】热病烦渴，小儿惊痫，咳逆吐衄，小便短赤，口糜舌疮。

【文献记载】

《别录》载："主胸中痰热，咳逆上气。"

《日华子本草》载："消痰，治热狂烦闷，中风失音不语，壮热，头痛头风，并怀妊人头旋倒地，止惊悸，温疫迷闷，小儿惊痫天吊。"

《本草正》载："退虚热烦躁不眠，止烦渴，生津液，利小水，解喉痹，并小儿风热惊痫。"

《重庆堂随笔》载："内息肝胆之风，外清温暑之热，故有安神止痉之功。"

【临床体验】

淡竹叶，又名竹叶麦冬、山鸡米，为禾本科植物淡竹叶的干燥全草的地上部分。淡竹叶高数寸，茎细叶绿，非常像竹米落地所生的细竹的茎叶。多年生草本，它的根一棵有几十条须，须上结有子，和麦门冬一样，仅是更坚硬而已。生于山坡林下及沟边阴湿处。淡渗甘寒，生津利尿，使热从小便而出。

二、常用清热解毒方剂

1. 牛黄解毒丸（《中国药典》一部）

处方组成：牛黄 雄黄 石膏 黄芩 冰片 大黄 桔梗 甘草

2. 牛黄清心丸（又名万氏牛黄清心丸《痘疹世医新法》）

处方组成：牛黄 黄连 黄芩 生山栀 郁金 朱砂

3. 黄连解毒汤《肘后备急方》

处方组成：黄连 黄芩 黄柏 栀子

4. 凉膈散《和剂局方》

处方组成：黄芩 栀子 连翘 薄荷 大黄 芒硝 甘草

5. 清心散《张氏医通》

处方组成：大黄 芒硝 连翘 黄芩 黄连 栀子 薄荷 炙甘草

6. 清宫汤 《温病条辨》

处方组成：玄参 莲子心 竹叶心 连翘心 犀角尖 麦冬（连心）

7. 清营汤 《温病条辨》

处方组成：犀角 生地黄 玄参 麦冬 金银花 丹参 连翘 黄连 竹叶心

8. 当归六黄汤《兰室秘藏》

处方组成：当归 生地黄 熟地黄 黄连 黄芩 黄柏 黄芪

9. 升阳益胃汤《脾胃论》

处方组成：黄芪 人参 半夏 茯苓 橘皮 白术 泽泻 柴胡 白芍 防风 羌活 独活 黄连 炙甘草

第八章　心系疾病的预防与保健

一、一个习惯——经常运动

中国人常说“饭后百步走，能活九十九”，强调的就是运动对人的好处。就50 ~ 60岁的年龄段而言，坚持运动者与不运动者相比，死亡风险下降35%。“生命在于运动”，适量的活动可以提高身体新陈代谢，加速血液循环，延缓器官老化，使心肌收缩加强，改善血液循环，能防治心脏病、动脉硬化，改善肺功能。特别是对心血管系统，适当的运动可以减少患病的概率。而且运动可以增加肠胃蠕动，帮助消化，调整食欲，改善睡眠，增强心情快乐感。运动锻炼除了以健身为目的，还应兼顾心理和社会适应能力的提高，如下棋、钓鱼等休闲活动就是典型的兼顾身心健康的体育娱乐项目。在进行这些锻炼的同时也能和周围人进行交流，促进和周围人关系的协调。因此，老年人应坚持多种多样的运动。

老年人的生理特点决定了他们适合的锻炼项目以动作缓慢柔和、能使全身得到活动、活动量容易调节掌握而又简便易学为原则。太极拳、健身操、散步、慢跑等，更适合老年人。这些缓慢性的运动最大的优势是安全性高。老人的身体素质偏差，若参加剧烈的运动，极易造成身体损伤：强度太大，心肺受不了；对抗性太强，关节、肌肉撑不住，也不安全。而缓慢性运动的对抗性小，强度不大，更适合老年人的身体状态。另外，在运动中一定要注意保护好自己。运动前要补充蛋白质、碳水化合物、脂肪和微量元素等基本的营养物质，保证在运动中精力充沛，避免发生贫血和血糖低等问题。

（一）时间选择

锻炼的最佳时间：上午10 ~ 11点，下午3 ~ 4点以及晚上8 ~ 9点，也就是餐后 1 ~ 2 小时，而不是传统认为的清晨。美国哈佛大学医学院对 4000 名有心脏病史的患者进行调查发现，清晨是心脏病的高发时段，心绞痛和猝死多数发生在上午 6 ~ 9 时。晚上，皮质甾醇和与促甲状腺激素比白天有明显上升。夜间运动对减肥的作用更大。人体脂肪大多是在夜间形成的，晚上运动恰好可消耗掉体内的剩余物资，有效控制体重。

怎样才能掌握合适的运动量呢？目前比较公认且简便易行的评判标准是，锻炼之后感觉不到过度疲劳。也可以用脉搏及心跳频率作为运动量的指标，计算公式如下：

运动适宜心率：（170 —年龄）×70%

任何人如果在运动后 10 分钟心率仍在 100 次 / 分以上，说明运动量过大，应该逐渐减小运动量。

对中青年体形较胖身体又无严重疾病者，运动量应适当增大，达到秋冬微汗、春夏大汗，心脏搏动达到每分 100 次以上。只有较大运动量才能达到消耗脂肪、减轻体重、排毒减肥的效果。

（二）运动形式

1．散步

每次坚持 20 分钟至 1 小时，每日 1 ~ 2 次。散步是一种陶冶情操、舒畅情怀的活动。在空气新鲜、环境幽雅的场地上慢步行走，会使人神清气爽，心旷神怡。散步能调节大脑皮质的功能，紧张的脑力劳动后，散步可消除疲劳、健脑益智，有助睡眠。因此，散步有养神舒心的效果，是一种和缓轻松的健身运动。步行时，两足交替移动，能锻炼肌肉、活动筋骨、强健腿足、促进血液循环，使心跳加快，心排血量增加，这对心脏是一种很好的锻炼，对防治高血压病、冠心病均有益处。步行还可增强消化腺的分泌功能，促进肠胃有规律地蠕动，并能改善肺功能。

2．慢跑

每次 15 ~ 30 分钟为宜，速度一定要慢。慢跑能加强和改善心脏功能，提高心肌的兴奋性，使心脏收缩力增强、心排血量增加，并可扩张冠状动脉和促进冠状动脉的侧支循环，增加冠脉血流，改善心肌营养，可防止或减少心绞痛发作，调节血管的收缩、舒张功能，使血管弹性增加，有利于血压的稳定，可促使患有高血压病者血压逐渐下降；慢跑时吸入的氧气量比静坐时多 8 倍，可使肺活量明显增加，肺泡得以充分地活动，可有效阻止肺组织弹性的衰退，改善和提高肺功能；慢跑可减轻体重，改善脂肪代谢，降低血中三酰甘油和胆固醇的含量，并能促进已经沉积在动脉壁上的胆固醇逐渐消退，故对防治高脂血症、肥胖症、冠心病、动脉硬化、高血压病等疾病大有好处。

3. 太极拳

太极拳是我国传统的健身运动项目，对防治慢性疾病有较好的效果，特别适合老年人。打太极拳有助于延缓肌力衰退，保持和改善关节运动的灵活性。太极拳动作缓慢柔和，柔中有刚，肌肉有节奏的舒缩，对调节大脑皮质和自主神经系统功能具有独特的作用。可治疗多种慢性疾病，具有祛病延年的功效。

4. 门球

主要锻炼脑、眼、臂、腰、腿等部位，活动量也不大，现在还有少年、中年、老年队，老年人八十多岁都还可以打。门球运动有竞争性，比赛时间短，运动量不大，趣味性很强，比较适合老年人。经常锻炼可增强腰背、四肢肌肉力量，并有健脑作用。

（三）注意事项

运动时衣服要宽松舒适，鞋子合脚牢固，鞋垫应有弹性。刚开始运动的老年人，务必“慢”字当头，从小剂量开始缓慢加量，“慢”有助于减少运动伤，防止肌肉疼痛。锻炼之前应该热身 5 分钟。锻炼后再做 5 分钟放松运动。如果发生感冒等疾病，一定要等病情好转之后再锻炼。另外，运动要坚持。很多人只在有时间或有心情时才偶尔做运动。这种偶尔为之的“运动”，对健康不但没有好处，反而容易破坏人体正常的新陈代谢过程，甚至还会加重脏器损害，危及生命。如果在户外活动，尽量避开空气污染严重的时段和地段，否则就可能锻炼不成反受害。特别是在秋冬雾霾高发季节，一旦出现重度空气污染，锻炼应该暂时停止。

二、两个注意：注意查体，注意学会自救

（一）注意查体

现代社会，随着工作节奏的加快和心理压力的增加，很多疾病的发作呈现出年轻化趋势，早期发现、及时治疗，是决定预后的关键。查体能够早期发现潜在的疾病，早期进行调整和治疗，对提高疗效、缩短治疗时间、减少医疗费用、提高生命质量有着十分重要的意义。生活中，不少人只在感觉到病痛时才去医院就诊，这种做法显然不对。有许多疾病早期症状不明显，甚至毫无感觉，譬如，高血压病患者有一半是在体检时才能确诊；大多数癌症早期毫无异常，待到自我感

觉出现问题时常已到了后期。其他还有隐性糖尿病、肝肾囊肿等，都有相似情况。为保证身体健康，除了保持良好的生活方式外，还需定期进行检查，了解自己的健康状况，及时查出早期病变。做到早发现、早预防、早治疗。

人体的结构非常复杂，每个系统和器官的功能不一样，症状也不相同。一般来说，当病变发生时，最常出现的症状有头晕、倦怠、全身酸痛、消瘦、困倦等。这些症状是警讯，应赶快到医院做检查和治疗。有些无症状疾病早期没有症状，后期症状一旦出现，病情往往较危重。多数疾病可以在体检中通过先进的科技手段及精密仪器测得，并经专科医生的诊断而及早发现，及早治疗可把重大疾病消除在萌芽状态。

（二）注意学会自救

出现意外时学会自救能为患者争取更多的时间，减轻发病造成的后果，给患者更多的生存机会。一般要坚持三个原则：①随身带药，就地抢救：建议老人或心脏病患者应随身携带硝酸甘油、速效救心丸等急救药物，一旦发生危险事件，提倡就地抢救，不要因送医耽误抢救时间。②家庭救护：心脏病发作时的救护比较急迫，提倡心脏病患者家人学会家庭救护的基本措施。③注意携带个人资料：建议老年人出行时携带小卡片，上面记载姓名、住址、电话、基础性疾病、血型等基本信息，以防备出现意外。

1. 心绞痛

冠心病患者在劳累、情绪激动、饱食、天气寒冷、吸烟过多时易发生心绞痛。发病时心前区呈压迫性疼痛，胸闷憋气，持续 5 ~ 10 分钟。一旦发作应立即停止活动，就地安静休息，并在舌下含化速效救心丸 5 ~ 10 粒或硝酸甘油 1 片。

服药后 20 多分钟仍然胸疼剧烈未能缓解，应呼叫 120 救助，或向亲戚朋友求助。

速效救心丸、丹参滴丸、麝香保心丸均为治疗冠心病心绞痛速效药，安全有效，已被中西医师所认可、广大患者所接受，非严重心绞痛应当作为首选。

2. 高血压病

高血压病患者在劳累、生气后经常出现头痛伴恶心甚至呕吐，血压突然升高，这时应让病人卧床休息，立即测量患者的血压和心率。若血压较高，可用硝苯地平或卡托普利 1 片舌下含服，并在 10 分钟后复查血压，密切观察血压变化，及时进一步处置。

三、三级预防

（一）一级预防

一级预防是针对健康人群的基础预防。一级预防的重点是经常检测体重、血糖、血脂、血压等。最基本的措施是：①进行健康教育；②合理膳食；③禁烟限酒；④适量运动；⑤控制体重；⑥保持乐观情绪，控制激动和急躁情绪，回避刺激环境。目的主要是针对不同人群采取不同的措施进行预防，早发现、早治疗，防止病情发展恶化等。

（二）二级预防

二级预防是针对有危险因素人群的预防。针对多种危险因素如吸烟、高血压病、血脂异常、糖尿病、肥胖等在源头的综合控制，也就是将我们防病治病的重点从“下游”转到“上游”，也就是说以前是生病再治疗，现在提倡通过调节不生病。

对已有危险因素患者，早发现、早诊断、早治疗，防止心脑血管病的发展或急性复发及减少并发症的发生。例如高脂血症合并冠心病，首先应是治疗原发病，控制高脂血症，即一级预防的措施，然后才是冠心病的治疗。主要措施有：①加强人群健康教育；②提高社区医务人员的诊治水平和指导群众自我保健的意识与责任，进行科学规范诊治，严格掌握适应证和控制并发症，防止疾病进一步发展或复发；③对患者加强心理咨询、心理指导，采取疏导、支持、安慰、鼓励等措施，引导患者以积极的态度和良好的情绪对待疾病，树立战胜疾病的勇气和信心。合理运动也有助于减缓疾病的进展。

（三）三级预防

三级预防是针对已患高血压病、高脂血症、冠心病患者的预防措施，主要目的是延缓慢性合并症的发生、降低死亡率。可以防止伤残和促进功能恢复，提高生存质量，延长寿命，降低病死率。主要是对症治疗和康复治疗措施：①建立健全康复组织和伤残服务体系；②提供功能性和心理康复指导及合理的康复治疗，加强社会支持等。

除了三级预防外，还有“零级预防”的概念。所谓零级预防，就是国家通过疾病预防监控机构、环保、海关防止病源输入等对威胁健康的大环境进行治理，如通过政府力量对常见的食品农药超标、汽车尾气排放超标、环境污染、传染病等进行整治，减少对人民群众健康的威胁。

四、八大基石

1992年，世界卫生组织（WHO）发表《维多利亚宣言》：健康是金，如果一个人失去了健康，那么，他原来所拥有的和正在创造即将拥有的统统为零！

我们将该宣言中“健康四大基石”的概念延伸为“健康八大基石”：合理膳食、适量运动、戒烟限酒、心理平衡、控制体重、控制血脂、控盐、减轻心理压力。

（一）合理膳食

合理膳食的原则是素食为主，荤素搭配。WHO对膳食的建议是：①每天一杯牛奶，确保钙质供应；②每天250克的碳水化合物，相当于6～8两的主食；③每天吃适量高蛋白食物；④饮食的具体要求：粗细搭配，每餐七八分饱，吃早餐；⑤每天吃500克的蔬菜和水果，包括各种颜色的果蔬。

（二）适量运动

根据自己的年龄、体力以及个人爱好选择适合的运动，包括打太极拳、做医疗体操、骑车、慢跑等。老年人最好的运动是步行，每天至少走半个小时。运动虽好，也不要过量，过量的运动不但容易造成疲劳，也易造成关节的过度使用，为骨关节炎埋下隐患。

（三）戒烟限酒

戒烟8小时后血液的氧合作用恢复正常，患心肌梗死的风险开始降低；24小时后口气清新，呼吸道感染、支气管炎和肺炎的风险开始降低；48小时后尼古丁完全代谢出人体；1周后味觉、嗅觉得以改善；3～9个月后呼吸得以改善，肺功能提高5%～10%；1年后患心脏病的风险减半；5年后患脑中风、口腔癌、食道癌、膀胱癌的风险减半；10年后患肺癌的风险减半。

我国是酿酒较早的国家，具有2000多年历史。酒与人们生活、医学、社会等有着密切联系，形成了历史悠久的传统酒文化。饮酒量最好每天低于50 ml，葡萄酒不超过150 ml，啤酒不超过500 ml。酒含有多酚类物质，能促进血液循环，抑制血小板的凝集，防止血栓形成，还能增强人体对胰岛素的敏感性，对糖尿病有好处，少量饮酒、饮乙醇含量较低的酒(10%左右)，可使唾液、胃液分泌增加，促进胃肠消化和吸收。因此适量饮酒有益健康。

药酒也是传统的保健康复、强身健体的饮品。药借酒势，酒助药力，药酒相彰能发挥更好的强身保健康复功效。传说孙思邈喜欢饮用自制药酒，长寿101岁。

火热体质人若有饮酒习惯也不妨喝点药酒。建议请有经验的医生或保健专家根据自身健康状况，选用何首乌、枸杞、生地、菊花、丹参、红花、玫瑰花、丹皮、白芍等药材，用高度白酒泡 7 ~ 10 天，每天稍饮一口（不超过 50 ml）。有人说：每天一口酒，活到九十九，这话可参考。

酒精可使血脂升高，从而导致冠状动脉硬化。血液中的脂质沉积在血管壁上，使血管腔变小，引起高血压病。长期过量饮酒可使心肌发生脂肪变性，减小心脏的弹性收缩力，影响心脏的正常功能。饮酒对肝脏的损害特别大。酒精能损伤肝细胞，引起肝脏病变。连续过量饮酒者易患脂肪肝、酒精性肝炎，进而可发展为酒精性肝病、肝硬化。酒精可影响男性精子质量，长期大量饮酒会影响生育及性功能。大量饮用高度白酒能够引起营养不良和吸收障碍，影响骨质形成和骨矿质化减少，日久导致骨质疏松症。

（四）心理平衡

人在社会中生存，难免遇到令人生气、愤怒的事情，应该主动回避这一类情绪刺激。要有战胜自我的信心和勇气。对于过去身居高位者，不要因为走下神坛而落寞，更不要留恋过去的待遇。加强身心锻炼，保持愉快的心境，心胸开阔，豁达乐观，情绪稳定。和周围的人建立良好的人际关系，对人诚恳、积极、热心，乐于帮助别人。能正确认识自己的不足，不妄自尊大，也不妄自菲薄。通过多方面的调节，保持心理平衡，有利于身心健康。

（五）控制体重

体重是健康的重要指标之一。它与高脂血症、高血压病、糖尿病、心脑血管病及一些代谢性疾病有着密切关系。据统计，全国肥胖人口已达 9000 万。肥胖分为症状性肥胖和单纯性肥胖两种。症状性肥胖是由于疾病引起的内分泌失调造成的肥胖。单纯性肥胖则是由于饮食不合理，热量过剩造成的。

理想体重：以 BMI 计算，体重（kg）/ 身高^2（m^2）。例如：一位身高为 162 厘米、体重为 56 公斤， $BMI = 56/(1.62^2) = 21.33$，计算出来的 21.33 就是 BMI。正常范围：$18 \leqslant BMI \leqslant 24$。

$BMI < 18.5$（体重过轻）

$24 \leqslant BMI < 27$（体重过重）

$27 \leqslant BMI < 30$（轻度肥胖）

$30 \leqslant BMI < 35$（中度肥胖）

$35 \leqslant BMI$（重度肥胖）

肥胖患者一般有苹果体形及蜘蛛体形两种。苹果形身材的人腰腹部过胖，状似苹果，腹围大，又称腹型肥胖、向心型肥胖、内脏型肥胖，脂肪主要沉积在腹部的皮下及腹腔内。苹果形身材易患心脏病和脑中风，还更容易患痴呆。研究人员发现，腰围大于臀围的中年女性到老年患痴呆症的概率是常人的两倍还多。蜘蛛形身材的人控制体重、减轻体重最基本的方法是管住嘴，迈开腿，即少吃多运动。要养成进餐不过饱的习惯，特别是晚餐尽量少吃，多吃一些粗膳食纤维食物如芹菜、萝卜、白菜等，粗纤维消化慢、充饥时间长，减少饥饿感。而且，食物粗纤维又是肠道清道夫，排除肠道毒素，预防肿瘤，减缓衰老。

中药减肥茶也是人们常用的减肥排毒的方法。

中药减肥茶就是与茶叶一样饮用、具有一定保健减肥功效的中药。茶中含有的芳香族化合物可以促进机体代谢，增加肠胃的蠕动，减少脂肪、胆固醇的摄取，从而使身体达到减肥排毒的目的。一般情况下，减肥茶是以茶为载体，加入其他的中药成分，达到保健和口感俱佳的效果。茶中的茶多酚具有提高新陈代谢、抗氧化、清除自由基的作用，可以由许多三酸甘油酯解脂酶及作用活化蛋白质激酶，减少脂肪细胞堆积。

中药袋泡茶既可不含有茶的成分，完全由中药组成，也可是茶与中药的混合剂，在饮用方法上与茶十分类似。袋泡茶通常由中药材粗粉或药材提取液干燥后，装入包（袋）而成。

减肥茶与袋泡剂常用的有番泻叶、大黄、菊花、山楂、决明子、荷叶、生薏仁、麦芽、玫瑰花、丹参、黄芪、麦冬等。优势在于便于服用，性味佳，容易携带，便于提高患者依从性，但多寒凉，应用时注意脾胃功能的保护。

（六）控制血脂

高脂血症是一种全身性疾病，因脂质多与血浆中蛋白结合，又称高脂蛋白血症。根据病因可分为原发性和继发性两类。原发性高脂血症由脂质和脂蛋白代谢先天性缺陷引起，继发性高脂血症主要继发于某种疾病，如糖尿病、肝脏疾病、肾脏疾病、甲状腺疾病等，以及受饮酒、肥胖、饮食与生活方式等环境因素的影响。长期高脂血症易导致动脉硬化。过多的脂质沉积于动脉内膜，内膜逐渐增厚，形成粥样斑块，造成血管腔狭窄，发生冠心病及脑血管疾病。部分血脂异常的患者通过调整饮食和改善生活方式均可以达到比较理想的血脂调节效果，有极少数患者血脂水平非常高，多见于有基因遗传异常的患者，可以通过血浆净化治疗、外科治疗。

血脂标准有三把尺子：

无危险因素者：胆固醇< 5.72 mmol/L；甘油三酯< 1.7 mmol/L；低密度脂蛋白< 3.64 mmol/L。

有危险因素者：胆固醇< 5.2 mmol/L；甘油三酯< 1.7 mmol/L；低密度脂蛋白< 3.12 mmol/L。

有冠心病、中风、动脉硬化者：胆固醇< 4.68 mmol/L；甘油三酯< 1.7 mmol/L；低密度脂蛋白< 2.6 mmol/L。

降低血脂有多种方法，常用又便于操作的有以下几种：

穴位按摩：中医认为，高脂血症属痰湿者较多。丰隆穴和承山穴两穴具有祛除痰湿的作用。丰隆穴位于人体小腿的前外侧，外踝尖上八寸处。承山穴位于人体的小腿后侧正中，取穴时应采用俯卧的姿势，当伸直小腿时，小腿腹肌肉下出现的尖角凹陷处即是。每天按摩丰隆和承山三次，具有辅助降血脂的作用。

食疗降血脂：具有降血脂功效的食品有菌类、芹菜、苦瓜、海带、大蒜、山楂、南瓜、胡萝卜等，可以在日常生活中选择应用。可以用山药、薏米、茯苓、绿豆、芡实等煮粥。

中药代茶饮：许多中药具有明确的降血脂作用，可以用于代茶饮，长期坚持具有良好的降脂减肥功效。常用的有山楂、决明子、菊花、玫瑰花、黄芪、枸杞等。

（七）控盐

食盐在人体内主要以钠离子和氯离子的形式存在于细胞外液中，与存在于细胞内液中的钾离子共同维持细胞内外的正常平衡状态。当食盐摄入过量时，由于渗透压的作用，细胞外液增多，血容量、回心血量、心室充盈量和心输出量增加，血压随之升高。

细胞外钠离子浓度加大，使细胞外钠离子和水分跑到细胞内，使细胞发生肿胀，当小动脉壁的平滑肌细胞肿胀后，小动脉内变狭窄，增加了外周血管阻力，也增强了小动脉壁对血液中收缩血管的物质的反应性，引起小动脉痉挛，使全身各处的细小动脉阻力增加，血压升高。高盐摄入还会引起细胞外的钙流入细胞内，并抑制钠—钙交换，使细胞钙排出减少，最终导致血管平滑肌细胞内钙离子浓度升高，引起血管平滑肌收缩，外周血管阻力增加，血压升高。

中国高血压联盟推荐的普通居民每天食盐摄入量不低于 3 克，WHO 推荐的每人每天摄入量不超过 6 克，近年来，又将标准修订为 5 克。

（八）减轻心理压力

研究人员发现，工作压力越大，患抑郁症的可能性越大，而且工作压力大的女性比男性易患抑郁症。压力大也是心脏病和中风的危险因素。研究表明，在所从事工作压力很大的人中有36%的人出现动脉硬化症，而在从事比较轻松工作的人中则只有21%出现该情况。随着激素在身体里的急剧上升，压力会使人的大脑出现问题。压力大的人常常感到精神紧张或失眠，同时大脑无法正常运转，最终会出现剧烈的头痛、记忆力丧失等不良反应。极端和长期的压力会使血小板减少。

对于缓解压力，应树立正确的人生价值观，避免过高的欲望。除了从情绪上进行调节外，适当的运动放松也有很好的效果，比如散步等。

五、六类适宜食品：茶、油、姜、枣、蔬菜、坚果

（一）茶

中国有悠久的茶历史和茶文化。茶道、茶艺至今随处可见。俗语说“宁可三日无粮，不可一日无茶”。清代康熙皇帝称：“国不可一日无君，君不可一日无茶。”

茶为百病之药，饮茶能够健身驱病。茶含有600多种成分，芳香物质能够提神，提高记忆力，使人耳聪目明。茶还能够帮助消化，消食，民间偏方中有嚼茶叶治口臭的方法。同时还具有预防癌症，抗过氧化，抗辐射，预防糖尿病的功效。可用以下几句话来概括茶：以茶散郁气，以茶散睡气，以茶养生气，以茶祛病气，以茶表敬意，以茶养身体。

茶叶的品种多样，产地丰富。绿茶是未经发酵的茶，颜色翠绿，茶性偏凉，对防癌、抗癌、消炎杀菌有益处。红茶属于全发酵茶，茶性偏温，提神、助消化、暖胃效果明显。黑茶原料粗老，加工时发酵时间较长，尤擅降血糖、抗衰老。乌龙茶属半发酵茶，因工艺最复杂，泡法讲究，又称为“功夫茶”，具有降血脂、抗衰老、减肥的作用。

饮茶时要掌握以下几点：第一，饮前要洗茶。洗茶可以去除茶叶在栽培和加工过程中受到的有害物质的污染，保证茶的健康。第二，不喝过夜茶。过夜茶因浸泡时间过久，有益成分已经损失殆尽，细菌繁殖，不利于健康。第三，饮茶不可过量。不可饮用过度浓茶，每天喝茶不超过8克，且临睡前不宜饮用大量茶，防止出现睡眠障碍。对湿热体质的人，建议饮用绿茶、龙井茶。绿茶清香微苦，性寒，茶多酚含量较多。俗话说粗茶淡饭有益健康。第四，茶叶虽好，也不是老

少皆宜。缺铁性贫血、神经衰弱、胃溃疡病、泌尿系结石、孕妇、哺乳期妇女都不适合喝茶。

（二）油

在常见的油品中，橄榄油和花生油属于单不饱和脂肪酸含量最高的油，营养最为丰富。豆油中亚油酸成分高，单不饱和脂肪酸含量较低，营养成分不如橄榄油和花生油。玉米油中含有丰富的亚油酸，具有降低血胆固醇的作用。

不论哪种油，主要成分都是油脂。油能够给人类提供充足的能量来源，但现代社会，主要的问题是油脂摄入过多。一般建议，每人每天油的摄入量不超过25 ml。

天然的食用油中是不含反式脂肪酸的，但是，有些食用油在高温的烘烤过程中会产生反式脂肪酸。所以烹调前千万不要把油加热到冒烟，这样做的后果是使致癌物质的含量明显增加。从健康的角度出发，提倡各种油都吃，定期更换油品。

（三）姜

姜中含有一种特有的物质“姜辣素”，其具有很强的抗氧化和清除自由基作用，能抑制肿瘤。生姜具有降低血脂的功效。生姜刺激胃肠黏膜，使胃肠道充血，增强消化能力，能有效地治疗吃寒凉食物过多而引起的腹胀、腹痛、腹泻、呕吐等。吃过生姜后，会有身体发热的感觉，这是因为它能使血管扩张，血液循环加快，促使身上的毛孔张开。因此民间有常识，受了雨淋或在空调房间里待久后，吃生姜或服用姜汤就能及时消除外感寒邪。

科学研究发现，生姜具有抗菌素的作用，尤其是对沙门氏菌效果更好。在炎热的气温下，食品容易受到细菌的污染，而且生长繁殖快，容易引起急性胃肠炎，适量吃些生姜可起到预防作用。生姜能解鱼蟹毒，单用或配紫苏同用。生姜又能解生半夏、生南星之毒，煎汤饮服，可用于中半夏、南星毒引起的喉哑舌肿麻木等症。因此在炮制半夏、南星的时候，常用生姜炮制，以减除它们的毒性。

（四）枣

枣含有丰富的蛋白质、脂肪、胡萝卜素、维生素及磷、钙、铁等，有维生素丸的美称。红枣内含有环磷酸腺苷，能增强肌力、消除疲劳、扩张血管、增加心肌收缩力、改善心肌营养，对防治心血管疾病有良好作用。红枣是脾胃虚弱、气血不足、倦怠无力、失眠等患者很好的保健品。同时对急慢性肝炎、肝硬化、贫血等症有良好疗效。红枣能提高体内单核吞噬细胞系统的吞噬功能，能促进肝脏排毒、保肝护肝，同时能增加血中含氧量、滋养全身细胞、活络气血、增强人体免疫力，缓解烦躁不安等症状，是补气养血的圣品。

红枣虽好，食用时也不能随心所欲，痰湿偏盛、容易上火者应少食。另外，糖尿病患者不宜多吃大枣。鲜枣表皮坚硬，极难消化，吃时一定要充分咀嚼，否则会加重胃肠道的负担，也影响养分物资的吸收。急慢性胃炎、胃溃疡患者吃生枣时一定要将皮去掉，否则轻易损伤胃黏膜。鲜枣味甘甜，会刺激胃酸分泌，所以胃酸过多、经常反酸者不宜食用。枣的吃法也有讲究。一般来说，用水将红枣煮后食用最好，因为这样既不会改变进补的药效，也可避免生吃可能引起的腹泻。中医认为：甘者令人中满，枣甘而黏腻，易阻中焦气机，不可过食。

（五）蔬菜

多食当地时令蔬菜水果有益人体健康。

1. 菠菜

含植物纤维、维生素 B2 以及胡萝卜素、叶酸等。同时，菠菜富含钾、钙和镁元素。常吃菠菜能够预防近视，通便，增强抗病能力，抗衰老，对有高血压病、便秘、贫血、皮肤粗糙者适用。需要注意的是，菠菜中含有大量草酸，不宜一次食过多。

2. 黑木耳

含有大量的碳水化合物、蛋白质、铁、钙、磷、胡萝卜素、维生素等营养物质。具有润肺补脑、凉血止血、活血养颜、减轻体重等功效。有出血性倾向的人及孕妇不宜食用。木耳本身没有味道，易于与多种食材搭配，可与其他蔬菜同炒，可做成蔬菜鸡蛋汤，可与洋葱、生姜、醋一起凉拌，可与羊排等肉类同煮，无论如何烹调，都是美味。

3. 洋葱

洋葱中富含蒜素及多种含硫化合物，有降血脂、舒张血管、减轻外周阻力、降血压的作用。特别适宜高血压病、高脂血症、动脉硬化症等心血管疾病、糖尿病、癌症患者。洋葱一次不宜食用过多，否则容易引起目糊和发热。皮肤瘙痒性疾病、眼疾以及胃病、肺胃发炎者应少吃。

4. 醋

含有人体不能自身合成，必须由食物供给的 8 种氨基酸。醋中的糖类物质也很多，如葡萄糖、果糖、麦芽糖等。醋中的有机酸含量较多，它主要含有醋酸，其次含有乳酸、丙酮酸、甲酸、苹果酸、柠檬酸。醋可软化血管、降低胆固醇，是高血压病等心脑血管病人的良好食品。但胃溃疡和胃酸过多者不宜多食醋。

5. 萝卜

萝卜含有能诱导人体产生干扰素的多种微量元素，B 族维生素和钾、镁等矿物质，能够降血脂、软化血管、稳定血压，预防冠心病、动脉硬化、胆结石等疾病。民间有“萝卜就茶，气得大夫满街爬”的笑话。胃及十二指肠溃疡、慢性胃炎、子宫脱垂等患者应少食青萝卜。萝卜子又称莱菔子，可降气化痰，炒食。

6. 黑色食品

黑色食品主要是指含有黑色素的食品。常用的黑色食品有黑米、黑豆、黑豆豉、黑芝麻、黑木耳等。经常食用黑色食品可刺激内分泌系统，有利于胃肠消化与增强造血功能，滋肤美容，且还具有延缓衰老之功用。即使黑色食品营养丰富，也需要其他色素的食物来调配。例如白色食物的大米、面粉可以提供蛋白质、热量等，黄色蔬菜中的南瓜、马铃薯，红色蔬菜中的番茄、胡萝卜、红辣椒，绿色蔬菜中的芹菜、菠菜等，营养成分各不相同，都是人机体所必需的营养物质。因此，在膳食中把各种色彩的食物搭配起来食用，避免偏食或挑食才有利于健康与延年益寿。

（六）坚果

坚果对健康长寿有益。

1. 花生

蛋白质含量高达 30%，可与鸡蛋、牛奶、瘦肉等媲美。同时含有蛋白质、脂肪、糖类、维生素以及矿物质钙、磷、铁等营养成分，可提供 8 种氨基酸及不饱和脂肪酸。花生可增强毛细血管弹性，预防心脑血管病。花生具有止血功效。

2. 腰果

脂肪含量占 47%，蛋白质为 22%。可预防脑中风、心肌梗死，还能补充体力、消除疲劳。腰果中的某些维生素和微量元素成分有很好的软化血管的作用，对保护血管、防治心血管疾病大有益处。它含有丰富的油脂，可以润肠通便，润肤美容，延缓衰老。形似肾而有利肾助胃之功。

3. 松子

含有丰富的维生素 A、维生素 E、脂肪酸、油酸、亚油酸和亚麻酸、皮诺敛酸。不但益寿养颜、祛病强身，还具有防癌、抗癌的作用。久食多食，有碍脾胃功能。

4. 核桃

有“长寿果”的美称，现代医学研究证明，核桃仁富含的蛋白质为优质蛋白质，它是维持生命活动最基本的营养素。其所含磷脂成分能增加细胞的活性，对保持脑神经功能，使皮肤细腻，促进毛发生长等起重要作用，所含的多种不饱和脂肪酸可降低胆固醇，对预防动脉硬化症、高血压病、冠心病等有益。

5．榛子

榛子中含有丰富不饱和脂肪酸和蛋白质，胡萝卜素、维生素 A、维生素 C、维生素 E、维生素 B 以及铁、锌、磷、钾等的含量也十分可观。别看榛子富含油脂，但都是对人体有益的，有助于降血压、降血脂、保护视力以及延缓衰老。而且，榛子中富含的油脂非常有利于其中脂溶性维生素在人体内的吸收。

值得注意的是，坚果属于高热量食品。以 100 克坚果为例，不同坚果的热量不同：榛子热量 594 千卡，相当于 1 斤米饭；松子热量 619 千卡，相当于 1 斤 1 两米饭；杏仁热量 562 千卡，相当于 0.96 斤米饭；开心果热量 552 千卡，相当于 0.95 斤米饭。因此，部分糖尿病患者在食用坚果后有可能出现血糖增高的情况。这就提醒我们，坚果虽然有益，也不能食用过多。

预防与保健是一项系统工程，正是中医所说的“正气内存，邪不可干；邪之所凑，其气必虚；虚邪贼风，避之有时”。健康的生活方式是我们终生应该遵守的原则。而且，应该从幼年时期就要养成良好的饮食生活运动习惯。

六、正确的养生观——以清为补，以通为补，以调为补

当代人的体质有不同的特征，单一进补的方法已不适合现代人的体质特点，保健预防的理念应与时俱进，切不可滥用，使用不当的补药可能成为“毒药”。针对以湿热内盛、气血不畅为特点的人群，采取以清为补，以通为补，以调为补才是上策。

以清为补是针对湿热内盛体质的人，采用清热解毒的方药、食疗、神疗及运动。一般苦味能清热败火，所以平素多吃苦瓜、苦菜，或选取苦丁茶、莲子心、双花、菊花等泡水代茶饮。脾胃湿邪较重者可长期食用薏苡仁米粥，既可化湿，又可预防肠道肿瘤的发生。

以通为补是针对中老年人血瘀与便秘的病证及体质特点。中老年人易发心脑血管病及肿瘤疾病，其中的主要原因之一是中老年人血液黏滞，易于瘀结，便秘，代谢产物不能排出成为毒邪。对此，应常用大黄一日 3 ～ 10 克泡水代茶，大黄既能通腑泻浊、清热燥湿，又能活血化瘀、祛瘀生新。亦可选用银杏叶 10 克 / 日，玫瑰花 6 ～ 9 克 / 日，泡水代茶饮。多喝水也可促进毒邪排出。

以调为补是针对现代人气机不畅、脏腑功能失调的体质及病机特点。调补首先应调理气机，对此，特别推荐青萝卜为食补，它可调补气机、理气通便。在“调”法中，除了调节气机，还有很重要的一点就是调理脾胃功能。现代人很多都会出现腹胀、便秘等症状，平时保持大便通畅对排毒非常重要。大便通畅与否以大便顺利、不干燥、成形为准。保持大便通畅，首先通过饮食调节，多食用苹果、香蕉、萝卜、蜂蜜等，也可以选用鲜芦荟榨汁或炒菜食用。如果选择中药调节，特别推荐大黄。根据多年的临床用药经验，大黄泻下缓和、清热解毒、活血化瘀。而且最重要的是，医药界对大黄的用量和功效研究得非常透彻，比起干芦荟、番泻叶来，更易于掌握用量。每天 3 ~ 6 克大黄泡水喝，可以起到非常好的通便降脂保健作用。

七、正确的进补方法——食补、神补、动补

现在许多补品宣传介绍过于偏颇，通常情况下，一般人只要饮食正常、营养充足，根本用不着药补。如果要补，就把食补、神补、动补三者结合起来，效果比盲目吃补品要好。

首先是食补。从中医的角度看，许多食物本身就是药食两用中药材，诸如莲肉、龙眼、山药、扁豆、大枣、百合、核桃、绿豆等，既可药用，也都是食品。通过饮食调理，脏腑功能往往能得到恢复。

中医除强调食补外，亦很注意神补。诸葛亮言道：静以修身，俭以养德。稳定的精神情绪，俭朴的生活促进人体脏腑气血功能和免疫功能的稳定健康；而喜怒无度、思虑太过、压力过大等会影响免疫机能和脏腑功能。长寿老人都以不发愁、不多欲、保持情绪乐观稳定作为长寿的经验，这些是值得吸取的。另外，良好的睡眠能养心神、添精力，对于健康长寿也很重要。慢生活，特别是老年人生活起居、劳动锻炼、走路办事、交往等一切动作都要缓慢进行，心情平静，避免情绪过大波动，稳定身体内环境平衡。老年人身体平衡功能较差，避免过大过急肢体动作造成意外伤害。

所谓“动补”，是指通过适当的运动锻炼来达到防病治病、增强体质的目的。一方面能够流通气血，促进血液循环；另一方面还能强健脾胃，帮助消化吸收，改善心情，增强快乐感，提高健康的自信心。

各 论

第九章　高血压病

高血压病又称原发性高血压病（essential hypertension，EH）是指病因尚不明确而以血压升高为主要临床表现的一种独立性疾病。按照2011版《中国高血压病防治指南》诊断指导原则：静息时收缩压≥ 140 mmHg和（或）舒张压≥ 90 mmHg可诊断为高血压病。高血压病是多种心脑血管疾病的重要病因和危险因素，影响心、脑、肾的结构与功能，最终导致这些器官的功能衰竭，严重危害人们的健康和生命，迄今仍是全球范围内的重大公共卫生问题。

一、沿革与发展

古代中医文献中并无高血压的病名，根据其最常见的症状，当属于祖国医学中“头痛”“眩晕”的范畴。关于头痛与眩晕的记载最早可追溯至殷商时期的甲骨文，其中关于“疾首”的记载，当指头痛、头晕一类的病症。历代医家在长期的临床实践中逐步发展和完善了对眩晕、头痛的认识，其基本病机归结起来不外乎火、风、痰、瘀、虚，虽未提出“热毒致眩”的病机概念，但已注意到火热在发病机制上的重要性。

《素问·刺热篇》有言：“肝热病者，小便先黄……其逆则头痛员员，脉引冲头也。心热病者……头痛面赤无汗……肺热病者……头痛不堪……”可见当时已认识到脏腑内生之火热邪气，上犯头部可导致头痛的发生。发展至金元时期，明确提出了眩晕当从风火立论，刘完素在《素问玄机原病式·五运主病》中言“所谓风气甚，而头目眩运者，由风木旺，必是金衰不能制木，而木复生火，风火皆属阳，多为兼化，阳主乎动，两动相搏，则为之旋转。故火本动也，焰得风则自然旋转”，力主火热为主要病因。《儒门事亲》中记载“热厥头痛”一证，因邪热盛而上攻，经气厥逆所导致，并采用清泄邪热之法治疗。朱丹溪也对火证多有论述，主张以痰火立论，认为“头眩，痰，挟气虚并火”“无痰不作眩，痰因火动”“头痛多主于痰，痛甚者火多”。治疗上主张“痰热当清痰降火”，对于火动其痰所致的眩晕，用二陈汤加黄芩、苍术、羌活治疗。

明代医家刘宗厚在《玉机微义》中指出：“眩晕一证……所谓实者，痰涎风火也。”孙志宏认为诸邪所致头痛，以风火居多。之于眩晕，孙氏认为眩晕之病多起于风火，因火克肺金，金衰不能制木，木旺生风、生火，风火上升，两对相搏则为旋转，正如其在《简明医彀·眩运》所云：“夫眩运之始，必因火克肺金，金衰不能制木，故木旺而生风。肝木既旺，复能生火。风火二气属阳，阳主动，性同上升，两动相搏，则为旋转，犹焰得风。”清代张璐主张偏正头风日久不愈者，为挟痰涎风火，主张治痰为先，继用辛凉清热搜风之药。《张氏医通》有云“外感六淫，内伤七情，皆能眩晕，然无不因痰火而作。谚云，无火不动痰，无痰不作晕。须以清火豁痰为主，而兼治六淫之邪，无不愈者”，强调了痰火在眩晕发病中的作用。此外，何梦瑶、沈金鳌、怀远等医家均认识到火热邪气对眩晕、头痛发病的重要性，提出“风从火生，火藉风煽”“风火挟痰上攻”“风火所动者，宜清上降火”等重要观点，皆对后世产生深远影响。

二、病因病机

（一）病因

1. 体质因素

热毒作用于人体，是否发病取决于体质与机能状态。素体偏于阳气亢盛，或因嗜食肥甘、以酒为浆、久服温补之品，导致化生火热，促使体质向阳盛方向转化，阳盛体实，加之平时调养失度，遇事急躁，日久必郁而化热生火，《临证指南医案》云：“色苍形瘦，木火体质，身心过动，皆主火化。”郁火内生，火郁成毒，毒热久积，蒙蔽清阳，引发或加重高血压病。

2. 情志不遂

情志刺激，忧思郁怒，肝失疏泄，肝气郁结，郁而化火化热，或因肝阳暴涨，阳热亢盛，亦可化而为火，诚如《临证指南医案》所言“因抑郁悲泣，致肝阳风动，阳气变火化风”“情志不适，郁则少火变壮”。同时七情怫郁，亦可引动心火，心火暴涨，炎上升动，如《脾胃论》载“心生凝滞，七情不安故也……心君不宁，化而为火”。肝火心火可相激相助，气火交攻于上，热毒遂成，血压遂升。

3. 饮食不节

嗜酒无度，过食温补肥甘之物，伐犯脏腑，致使脾胃健运失司，酿湿生痰，郁而化热，久积成毒，热毒交结，发而为病。《丹溪心法》曰：“酒面无节，酷嗜炙煿……于是炎火上升，脏腑生热。”另一方面积热上冲，干扰脏腑功能，气机升降失常，气血运行逆乱，排毒不畅，促成了痰热、血瘀、血热的形成与发展，热毒、痰浊、瘀血互为因果，痼结难解，加重血压的升高。

（二）病机

高血压病热毒证的形成虽与上述原因有关，但其基本病机总属于心肝火旺、热毒内生。病位在脑，与心、肝、脾、肾等关系密切。心主神明，司一身血脉，又为阳之太阳，其气火热，热易升，火易旺，若七情怫郁，可引动心火，心火暴涨，心肝火旺，心火、肝火可相激相助，火无所制，火热之邪气积聚体内，久则生毒，发为本病；肝乃风木之脏，其性主升主动，若肝气郁滞，木郁化火，或因肝阳暴亢，阳热亢盛化火；脾为后天之本，气血化生之源，若脾失健运，痰浊中阻，痰生热，火生痰，痰火夹杂充斥体内，血行涩滞导致血瘀，痰火瘀血胶结难解，蓄积成毒而发为本病；肝火日久，热毒内生，灼烁肝血，下劫肾阴，致肝肾阴液耗损而发病。

热毒、火热、痰、瘀、阳亢是本病的主要病理因素，相互影响，兼见同病。热为火之渐，火为热之极，毒为火之聚，火热之邪蕴蓄，日久不解则成热毒。痰浊内生，瘀血内停，痰瘀交阻，相互搏结，气血运行更加受阻，郁而生热化火，火热痰瘀胶结不去，伏于体内，侵于脉络，蕴积不解，终酿热毒。可见，热毒是火热痰瘀从量变到质变的结果。然热毒一旦形成，寓痰瘀之形更具火热之象，复炼津为痰，灼血为瘀，如此相互促进，形成恶性循环。

本病病机演变大致分为初、中、末三期。初期见火热入气分，多因七情不遂、五志过极、饮食失节，导致脏腑气机紊乱，火热内生，热盛为毒。热毒既成，灼津液而为痰，痰毒互结，阻滞气机，外壅筋脉，上蒙清窍，故初期毒在气分，痰热是其重要的病机征象。中期见火热由气入血，由于病情失治、误治或药不达病，致使火热之邪充斥体内，“血受热则煎熬成块”（《医林改错》），因而血液滞而为瘀；同时痰瘀内停又可郁而化火，火热与痰瘀胶结伏蓄体内，相激相助不能及时清解，日久热毒遂成。瘀毒胶结，阻滞清阳，清窍为之不利，故中期为热毒在血分，瘀热是其主要的病理征象。末期内生热毒进一步逆乱气血，热极毒盛，则伐伤脏腑，耗伤阴津，呈现肝肾阴伤、虚火上炎之证，甚至阴极阳竭而致阴阳两虚。故末期热毒殃及脏腑，恐有危症、变症，热毒炽盛，阴津耗伤而现阴液不足是其主要病理征象。

高血压病热毒证的转归预后主要取决于热毒轻重，脏损程度。若起病之初，病情较轻，热毒程度较轻，尚未见痰浊瘀血之证，经及时治疗，病多向愈。若随着热毒日久不除，病程较长，热毒与痰瘀互结，则病情复杂，难以速效。此时若不积极治疗，控制病情的进一步发展，则易损伤脏腑，燔灼肝肾，变证蜂起。

三、临床表现特点

（一）阳盛体质是高血压病热毒证形成的内在基础

“邪气因人而化”，不同体质类型对疾病的易感性不同。对于形体肥胖、体格壮实、性情急躁之人，易化火化热，火热之邪蕴蓄日久则成热毒，引起血压升高。因此阳盛体质是高血压病热毒证发生的重要体质基础。

（二）高血压病热毒证具有典型的热毒病理表现

高血压病热毒自火热而生，因此可见眩晕、头胀痛、面红目赤、烦躁易怒、口苦口干口臭、面部烘热、溲赤便秘、舌质红苔黄、脉弦数等阳亢火热证象。随着疾病的发展，火热之象逐渐加重，初始主要为肝心火旺之证；中后期热极生毒，除火热征象外，又见火热伤阴证候；进一步发展，热毒炽盛，阳化风动，出现风火相扇，气血逆乱，有发为中风昏厥的可能。

（三）高血压病热毒证患者常挟痰浊瘀血为患

高血压病热毒既是脏腑功能异常的病理产物，同时在其形成过程中又常以气血津液为载体，无所不及，壅滞气机，败伤血分。热毒炽盛，炼津为痰，灼血为瘀。痰热、瘀血阻于经络，可引起胸痹、心悸、晕厥等变症，甚至出现痰热蒙蔽心窍的危重证候。

（四）高血压病热毒证病情复杂多脏器损害

高血压病虽起病隐匿，但临床多变，且因是否知晓、血压控制度程度及生活饮食起居等因素而致病情轻重不同，随着病程延长，病情复杂，变证丛生，造成脏腑的广泛损伤。在初中期多诱发肝心的功能异常而导致火热炽盛，热极成毒，多以肝火、心火盛为主。病至后期，热毒伤及肝肾，灼伤阴津，出现肝肾之阴受损的表现；热毒炽盛，阳化风动，血随气逆，挟痰挟瘀，横窜经隧，上蒙清窍，发为中风；热毒、痰浊、血瘀阻于心络，则引起胸痹、心痛等症状。从部位而言，上至巅顶，中及胸腹，下至腹膝，旁及四肢，均可累及。长期严重高血压病病人引发动脉硬化、冠心病、心肌肥厚、心脏扩大、脑梗、脑出血、肝肾功能损害等即属热毒之证。

四、辨证治疗

高血压病热毒证基本症状：

1. 阳盛湿热体质表现：性格急躁、易发肝火、腹大体胖、舌苔黄厚腻等。

2. 眩晕、头胀痛、面红目赤、烦躁易怒、口苦口干口臭、面部烘热、溲赤便秘、肢体麻木、下肢浮肿、舌质红苔黄厚腻、脉弦数等。

3. 病程较长，一般常规治疗方法疗效较差，并发症、合并症多。长期严重高血压引发动脉硬化、冠心病、心肌肥厚、心脏扩大、脑梗、脑出血、肝肾功能损害等。合并症常见糖尿病及其并发症，肝肾、血管、神经并发症，高脂血症等。

治疗基本方药：

钩藤 30 ~ 45 克（后入）　黄连 12 克　黄芩 15 克　丹皮 15 克
栀子 15 克　泽泻 15 克　野葛根 15 克　川芎 15 克
水蛭 9 克　牛膝 15 克　决明子 15 克　车前草 15 克
莲子心 9 克　野菊花 15 克

水煎服，日一剂。

加减：热毒挟痰加二陈汤；热毒挟瘀加桃红四物汤、莪术、土元、水蛭；大便秘结或黏滞不爽加生地、玄参、麦冬、大黄、番泻叶、芦荟；肝火旺加龙胆草；肝阳上亢头晕手颤肢麻加白蒺藜、僵蚕、白芍；热毒伤气加黄芪、茯苓、白术、桑寄生；热毒合并糖尿病加生地、葛根、玄参、麦冬；热毒合并高脂血症加草决明、山楂等。

中成药应首选牛黄降压丸、心脑静片、天丹通络胶囊、消栓通络胶囊等，血压降至正常稳定后，可用六味地黄丸、杞菊地黄丸等调理。

五、保健预防

（一）预防

未病先防的预防思想是中医学的一大特色，高血压病的治疗“防”重于“治”，应避免和消除能导致疾病发生的各种内、外因素。高血压病的发病原因和诱发因素，主要有情志不遂、饮食不节等方面，故应在预防方面注意以下几点：

1. 顺应自然

人生活在自然界中，寒暑晴雨的变化均对高血压病的发生发展有明显影响。因此要维持正常的生命活动首先要顺应自然规律，注意寒暑变化，避免外邪的侵袭。保持规律的生活，起居有常，居处环境应保持安静，寒温适宜。正所谓“逆之则灾害生，从之则苛疾不起，是谓得道”。

2. 注意调摄精神，避免情绪波动

中医历来重视摄生养神，《素问·上古天真论》曰：“恬淡虚无，真气从之，精神内守，病安从来。”情志失调是诱发本病的主要因素，如果能做到心态宁静淡泊，保持乐观的情绪，不产生过激的情绪，则可真气内存，防止高血压病的发生。平素要做到清净养神，淡泊名利，善于调和七情，和喜怒、去悲忧、节思虑、防惊恐，保持心情平和安然。

3. 饮食有节，合理膳食，低盐低脂

中医认为暴饮暴食、嗜食辛辣肥甘，则伤中败胃，酿生痰浊湿热，日久不解成毒而诱发或加重本病。因此高血压病病人日常饮食要有节制，食勿过饱，避免过咸伤肾之品，要限制膏粱厚味煎炸食物的摄入。限制食盐摄入量，防治高血压病是大家的共识，特别是对盐敏感的人更应严格控制食盐摄入量，每日不超过6克。同时要注意合理的饮食结构，多吃蔬菜水果，少进食肥甘厚味，纠正饮食偏嗜，保持大便通畅。

4. 戒烟限酒

饮酒作为高血压病的独立危险因素已经通过大量的流行病学研究加以证实，《本草纲目》有言“酒……生痰生火，烧酒纯阳，毒物也”，《罗氏会约医镜》载“酒者，水谷之精，其性热，其气悍，无所不至……助火乱兴，诸病萌焉”。现代医学研究证明了烟草中的尼古丁等有害物质进入血液后会使周围血管收缩，致使血压升高。《顾松园医镜·症方发明》中即强调了“烟为辛热之魁”。可见，不良的烟酒嗜好可化生火热，使体内火热炽盛，积热上壅，清窍不利，从而发为高血压病。故禁烟节酒可有效预防高血压病的发生发展。

5. 劳逸结合，适当运动，充足睡眠

运动能使人全身机能活跃，脏腑功能稳定，部分高血压病病人适当运动后血压渐降。所谓“流水不腐，户枢不蠹”，过逸则气血循行不畅，易致气血停滞，因此积极参加体育锻炼，可以增强体质，调和气血，抵御外邪。但应根据自身情况，不可过劳，《医灯续焰》则指出：“动而生阳，勉力动之成火矣。……劳动，则气火烦沸，诸火上腾，病变不出。而素有火疾者，更为甚焉。”故应重视合理适度的运动锻炼在预防高血压病发生中的作用。

6. 经常观察血压变化，学习防治常识。

（二）调摄

中医学强调“未病先防”的同时，也同样重视既病防变，积极采取各种方法治疗的同时，也利用各种辅助手段促进疾病痊愈或避免其恶化。制定积极有效的治疗方案和调护方案，可以减少病人的痛苦及高血压病并发症的出现。

1. 怡情养性

向病人解释病情，帮助其建立战胜疾病的信心，减轻思想负担，使病人情志舒畅，不致过于紧张。临床上高血压病病人起病多因情绪波动、精神刺激等，故患病后尤其应注意精神调摄，避免过度的情志变化，以利于气血畅达，脏腑功能恢复协调。

2. 调节饮食

高血压病病人应避免食用肥甘厚味、生冷粘腻、辛辣刺激的食物，禁烟限酒，切忌暴饮暴食，避免脾胃大伤、湿浊内阻。

3. 适度运动

正如《素问·宣明五气篇》所说“久视伤血、久卧伤气、久坐伤肉、久立伤骨、久行伤筋”，因此应逐步引导病人循序渐进地进行适度合理的活动，避免突然、剧烈的运动，逐渐锻炼身体的适应能力，以促进气血流通，利于脏腑功能的恢复。

六、文献摘要

《素问·腹中论篇》：“帝曰：病热而有所痛者何也？岐伯曰：病热者，阳脉也……夫阳入于阴，故病在头与腹，乃胀而头痛也。”

《素问·六元正纪大论篇》："热至则身热，吐下霍乱……鼽衄头痛。"

《素问·至真要大论篇》："少阳司天，火淫所胜，则温气流行，金政不平。民病头痛，发热恶寒而疟……"

《素问·至真要大论篇》："太阴之胜，火气内郁，疮疡于中，流散于外，病在胠胁，甚则心痛热格，头痛喉痹项强……"

《丹溪心法·头眩》："……又或七情郁而生痰动火，随气上厥，此七情致虚而眩运也。"

《简明医彀·头痛》："以人之顶，惟风火二气易升故也。"

《简明医彀·眩运》："七情相感，脏气不平，郁而生涎，积而为饮，煎熬成痰，火动其痰，令人眩运。"

《张氏医通》："偏头风者，其人平素先有湿痰，加以邪风袭之，久而郁热为火，总属少阳、厥阴二经。有左痛忽移于右，右痛忽移于左者，风火击动其痰湿之气，所以互换也。……盖木邪亢盛，则生风生火。鼓动胸中之痰积，皆随火上逆为患耳。"

《医碥》："头摇掉眩属风热，风火主动也。"

《医碥》："六淫七情，饮食痰水诸邪，皆能动火生风，风火盛极即然，虽壮实人亦有之，不必虚弱也，但虚者多耳。"

《杂病源流犀烛》："……风，阳邪也，主动……火亦属阳而主动，风火相搏，风为火逼则风烈，火为风扇则火逸，头目因为旋转而眩晕，此则眩晕之本也。"

第十章　高脂血症

一、沿革与发展

高脂血症是一种常见的代谢性疾病，是中老年人常见的疾病之一，也是备受关注和严重影响中老年人正常生活的疾病。随着人们生活水平不断提高，不合理的生活方式也普遍存在，使得与营养过剩有关的继发性血脂代谢异常的疾病发病率有逐年上升及年轻化的趋势，本病对健康危害较大，已被证明是心脑血管疾病的独立危险因素之一。调脂治疗最根本的目的是预防冠心病、脑中风等疾病的发生。

中医虽无脂质、血脂的名称，但对“脂”“膏”早有认识。《灵枢·卫气失常》提到：“人有脂、有膏、有肉。”张景岳指出：“膏，脂膏也，津液和合为膏，以填补于骨空之中，则为脑为髓，为精为血。”古代文献中虽无高脂血症的病名记载，但可见相关论述，如《灵枢·血络论》提到：“血气俱盛而阴气多者，其血滑，刺之则射，阳气蓄积，久留而不泻者，其血黑以浊，故不能射。”其中“其血黑以浊”形象地说明了气血津液代谢失常，痰瘀热毒胶结于血脉，与现代高脂血症的概念相近。其病位在血脉，与脾、肾关系密切。脾肾为本，痰浊血瘀热毒为标，属本虚标实之证。

二、病因病机

随着饮食结构的变化，身体运动减少，工作竞争压力增大，及自然环境、疾病谱的变化，人们的体质也在变化，腹大腰圆超体重肥胖之人增多，湿热体质增多。长期过食肥甘厚腻，劳倦忧思，脾肾肝等脏腑功能失调虚衰，水谷失于正常运化，聚湿生痰，湿浊久蕴生热化毒。或过食辛辣化燥生火，或精神紧张、情志失调、气机不畅，郁久化热，或老年肾气亏虚、肾阴不足，虚火内生。均为生热化毒的促生促发因素。

热毒之邪积于体内，扰乱气血，侵淫血脉，致脉流不畅或闭塞；热毒侵淫脏腑，耗伤脏气，致脏腑功能失调衰退。热毒暗流、潜移默化，一般长时间症状较少或没有症状表现。一旦身体内外环境变化或遇到引发因素时，热毒病发，严重者脏腑气血阴阳大乱，暴衰离决，诸如头晕、头昏、中风、昏厥、胸闷、憋气、心疼、猝死等，因此，高脂血症有“脂毒”之称。

三、临床表现特点

轻度高脂血症一般无明显症状。

中重度高脂血症可能出现体胖腹大，脘腹胀闷，口干口苦，急躁易怒，大便秘结或稀便不爽，尿黄。亦可见有面部虚浮或面红目赤，胸闷憋气，心慌心悸，头昏头晕，五心烦热，善太息，情志抑郁。舌淡胖，苔白厚腻，或舌红苔黄厚腻少津，脉滑数等脾肾亏虚痰湿皆热毒证象。

除上述证候表现外，高脂血症热毒证患者往往血中胆固醇、低密度胆固醇、甘油三酯等多项指标显著升高。超体重、肥胖、高血压病、脂肪肝、糖尿病、血黏度升高、血尿酸升高、代谢综合征等合并症并发症，患有较重心脑血管疾病，亦见与肿瘤、脂肪瘤、消化道多发息肉等并发。

四、辨证论治

（一）脾肾两虚 痰湿热毒证

临床表现：头晕目眩，胸闷憋气，气短自汗，脘腹胀闷，大便稀薄不爽，或大便秘结，面黄虚浮，下肢浮肿，头身重困，或不思饮食，泛恶欲呕，口干口苦，舌淡胖或暗红，苔厚腻，色白或黄，脉沉滑或兼数。

除上述证候表现外，往往血中胆固醇、低密度胆固醇、甘油三酯等多项指标显著升高，超体重、肥胖，高血压病，脂肪肝，糖尿病，血黏度升高，血尿酸升高，代谢综合征等合并症并发症，患有较明显或较重心脑血管疾病，冠心病、心梗，脑中风等，亦见与肿瘤、脂肪瘤、消化道多发息肉等并发。

治法：补益脾肾，化湿解毒

基本方药：参苓白术散合三仁汤加味

党参 30 克　　茯苓 15 克　　白术 15 克　　炒山药 15 克
莲子肉 12 克　　陈皮 9 克　　砂仁 6 克　　木香 12 克
厚朴 12 克　　决明子 15 克　　生薏仁 15 克　　淡竹叶 9 克
甘草 6 克　　大枣 5 枚

水煎服，日一剂。

加减：气虚重加黄芪；湿盛加佩兰、荷叶、茵陈；气滞加莱菔子、枳壳、槟榔；便秘加大黄、芦荟、番泻叶等。

（二）肝肾亏虚 火旺热毒证

临床表现：头晕头胀，头疼耳鸣，面红目眩，烦躁失眠，五心烦热，多汗怕热，口干口苦，体胖腹大，大便秘结，小便黄赤。舌红，苔黄厚腻，脉弦滑数。

除上述证候表现外，胆固醇、低密度胆固醇等血脂多项指标显著升高，高血压较重，肥胖，脂肪肝，糖尿病，血黏度升高，血尿酸升高，代谢综合征等合并症并发症，患有较重心脑血管疾病，冠心病，心梗，脑中风等，亦见与肿瘤等并发。

治法：滋阴降火，清热排毒

基本方药：知柏地黄汤合凉膈散加减

生地黄 15 克　　山萸肉 9 克　　茯苓 15 克　　泽泻 15 克
丹皮 15 克　　知母 15 克　　黄柏 15 克　　栀子 15 克
黄芩 15 克　　连翘 15 克　　大黄 9 克　　决明子 30 克
生甘草 6 克

水煎服，日一剂。

加减：口干口苦，大便秘结，阴虚火甚者加元参、麦冬、沙参、黄连、芦荟、番泻叶、龙胆草等；有血瘀证候加丹参、红花、川芎、水蛭、桃仁等；并发心脑血管病应给予相应诊治。

单味降脂药常用的有决明子、红曲、荷叶、姜黄、山楂、何首乌、茶、姜等，可针对患者证候表现辨证施用。

五、降脂中成药

血脂康：含有红曲等。功效除湿祛痰，活血化瘀，健脾消食。用于脾虚痰瘀阻滞症的气短、乏力、头晕、头痛、胸闷、腹胀、食少纳呆等；高脂血症；也可用于由高脂血症及动脉粥样硬化引起的心脑血管疾病的辅助治疗。每粒装0.3克，口服，一次2粒，一日2次。

脂必妥：含有红曲。功效健脾消食，除湿祛痰，活血化瘀。用于脾瘀阻滞，症见气短，乏力，头晕，头痛，胸闷，腹胀，食少纳呆等；高脂血症；也可用于高脂血症及动脉粥样硬化引起的其他心脑血管疾病的辅助治疗。每片0.35克，口服，一次3片，一日2次。

复方丹参滴丸：含有丹参、三七、冰片。功效活血化瘀，理气止痛。症见心胸绞痛刺痛，胸中憋闷，血脂增高，舌质紫暗或有瘀斑，脉涩。适用于冠心病心绞痛伴血脂异常者。滴丸剂每粒25毫克，每次口服8～10粒，每日3次，30天为一疗程。孕妇慎用。

降脂灵胶囊：含有普洱叶、茺蔚子、槐花、葛根、杜仲、黄精等。有消食积、降血脂、通血脉、益气血等效用。症见血脂增高，纳呆食少，头晕肢麻，体倦乏力，腰膝酸软，舌暗苔腻。胶囊每粒0.3克，口服每次5粒，一日3次。服药时忌油腻厚味食物。

脂降宁片：由山楂、何首乌、丹参、瓜蒌、维生素C等药物组成。功效行气散瘀、活血通经、益精血、降血脂。症见血脂增高，头晕耳鸣，胸闷胸痛，失眠健忘，头痛，肢体麻木，舌暗红，苔腻，脉弦滑。片剂口服3～4片，一日3次。脾虚便溏者慎用。

决明降脂片：含有决明子、茵陈、何首乌、桑寄生、维生素C、烟酸等药物。功能降低血脂。适用于血脂增高、头晕胁痛、纳差神疲、口干便秘患者。片剂口服每次4～6片，一日3次。肝胆湿热壅盛者忌服。

降脂灵片：含有何首乌、枸杞子、黄精、山楂、决明子组成。有补益肝肾、养血明目、降低血脂的作用。症见血脂升高、头晕目眩、视物昏花、目涩耳鸣、须发早白、腰腿酸软、舌红苔少、脉沉细。片剂口服每次5片，一日3次。服药时忌油腻辛辣食物。

绞股蓝总甙片：内含绞股蓝总甙。有养心健脾、益气和血、除痰化瘀、降低血脂的功效。常用于高脂血症见有头晕肢麻，胸闷气短，健忘耳鸣，自汗乏力，舌淡暗苔白。片剂每片含绞股蓝总甙20毫克，口服每次2～3片，一日3次。服药时个别患者有胃部不适感，继续服药可自行消失。

血脉清片：内含栀子提取物，用于瘀血证的高脂血症。片剂每片含栀子提取物 50 毫克，口服，一次 3 片，一日 3 次。

六、康复与保健预防

高脂血症的预防应从青少年做起。首先应做到合理膳食，摒弃不良的饮食习惯，坚持运动锻炼，防止肥胖等。改变一些人认为血脂增高不是病态，甚至把体重增加、肥胖看作是富态的错误观念，对于防止高脂血症的发生至关重要。

（一）限制高脂肪食品

严格选择胆固醇含量低的食品，如蔬菜、豆制品、瘦肉、海蜇等，尤其是多吃含纤维素多的蔬菜，可以减少肠内胆固醇的吸收。不过，不能片面强调限制高脂肪的摄入，因为一些必需脂肪酸的摄入对身体是有益的。适量的摄入含较多多不饱和脂肪酸、较少饱和脂肪酸的饮食是合理的。各种植物油类，如花生油、豆油、菜籽油等均含有丰富的多不饱和脂肪酸，而动物油类，如猪油、羊油、牛油则主要含饱和脂肪酸。食物的胆固醇全部来自动物油食品，蛋黄、动物内脏、鱼子和脑等，含胆固醇较高，应忌用或少用。

（二）改变烹饪方式

做菜少放油，尽量以蒸煮、凉拌为主，少吃煎炸食品。

（三）限制甜食

糖可在肝脏中转化为内源性甘油三酯，使血浆中甘油三酯的浓度增高，所以应限制甜食的摄入。

（四）减轻体重

对体重超过正常标准的人，应在医生指导下逐步减轻体重，以每月减重 1 ~ 2 公斤为宜，降体重时的饮食原则是低脂肪、低糖、足够的蛋白质。

（五）戒烟限酒

适量饮酒，可使血清中高密度脂蛋白明显增高，低密度脂蛋白水平降低。因此，适量饮酒可使冠心病的患病率下降。酗酒或长期饮酒，则可以刺激肝脏合成更多的内源性甘油三酯，使血液中低密度脂蛋白的浓度增高，引起高胆固醇血症。因此，中年人还是以不饮酒为好。嗜烟者冠心病的发病率和病死率是不吸烟者的 2 ~ 6 倍，且与每日吸烟支数呈正比。

（六）加强体力活动和体育锻炼

体力活动不仅能增加热能的消耗，而且可以增强机体代谢，提高体内某些酶，尤其是脂蛋白酯酶的活性，有利于甘油三酯的运输和分解，从而降低血中的脂质。

（七）中药小方泡茶饮

中药代茶饮即药茶，又称茶剂，乃指用中草药与茶叶配用，或以中草药（单味或复方）代茶冲泡、煎煮，然后像喝茶一样饮用。中老年人中血脂水平高者较多，此时可选小方代茶饮，长期饮用，健康保健。

泽泻茶：泽泻15克，绿茶30克，将泽泻研为细末，与绿茶混合均匀，每次取10克，沸水冲泡，或煎汤温服，代茶频饮，具有利水渗湿、清热降脂的作用。

四仙茶：山楂、麦芽、神曲、莱菔子和绿茶各10克。前4味药共同研成细末，放瓷罐内封贮备用，每次取10克，沸水冲服10分钟即可，代茶引用，具有健脾消食、利尿通便降脂的作用。

菊花决明茶：杭菊花12克，决明子12克，莱菔子10克，将杭菊花与决明子、莱菔子混合均匀，每日取10克，沸水冲泡，或共入砂锅水煎30分钟，去渣取汁后代茶饮，具有清肝润肠、通便降脂的作用。

首乌楂龙茶：首乌15克，山楂30克，乌龙茶6克，将首乌与山楂一同放入砂锅，水煎30分钟后，用煎液冲乌龙茶即可，具有降脂减肥的作用。

灵芝乌龙茶：灵芝10克，乌龙茶6克，灵芝入砂锅，水煎30分钟，取汁冲泡乌龙茶即可。具有益气养阴、降脂的作用。

七、文献摘要

（一）《近十年中医药治疗高脂血症的研究》作者：李敏，方显明

摘要：从今十年来高脂血症的流行病学、病因病机、辨证分型以及中医治疗等方面进行了综述。认为高脂血症的中医证候类型方面还有待于进一步规范，中医验方成药的临床疗效及相关机制研究也有待加强，以期进一步提高高脂血症的中医治疗水平。

关键词：高脂血症；中医药疗法；八味茶；当归芍药散；首乌降脂片

（二）《论高脂血症中医治疗》作者：叶倩，顾一煌

摘要：随着现代经济的发展，生活水平的提高，高脂血症已成为导致心脑血管疾病的首要因素，也成为威胁中老年人生命的首要祸害。如何防治高脂血症是当代医学研究的热点，该文从中医角度浅谈高脂血症的病因、病机、治疗原则及方法。

关键词：高脂血症；中医；针灸；综述

（三）《中医学对血脂异常和脂蛋白异常血症的认识》作者：额尔敦朝鲁，彭学杰

摘要：搜集整理并从血脂异常和脂蛋白异常血症的病机、证型、辨证论治、实验研究等方面进行了论述。认为血脂异常和脂蛋白异常血症属痰证、湿阻、胸痹、眩晕、肥胖等范畴。血脂异常和脂蛋白异常血症的发生，病性不外阴阳虚实，位在于肝脾肾三脏，病邪责之于痰浊与血瘀，为本虚标实之证。治疗宜从健脾化湿、消食降浊、行气活血、平补肝肾入手，可获得良好的效果。

关键词：血脂异常；脂蛋白异常；病机；证型；中医药疗法；综述

（四）《中医治疗高脂血症研究进展》作者：庞芳，杨志宏，许红

摘要：中医学认为高脂血症病机不外气血两虚、痰浊瘀阻、脾失健运，属本虚标实或阴虚阳亢血瘀，其正虚当以心肺之气虚，脾肾之阳虚为主，实当以痰浊瘀阻，气滞血瘀为主。在治疗上，不仅可以使用单味药物如黄芩、黄连、甘草、当归等治疗无症状型高脂血症，并根据“久病入络”“久病必瘀”“痰瘀互结”理论，重用虫类药物活血逐瘀，涤痰通络，共奏痰瘀共治之功，还可通过中成药物如苏子油软胶囊、丹田降脂丸、荷丹片等治疗；还可采用体针疗法、灸法、穴位埋线、刺络拔罐等降脂治疗；更有许多名家验方取得了良好的临床疗效。

关键词：高脂血症；丹田降脂丸；藏降脂胶囊；黑加仑油软胶囊；降脂抗凝冲剂；中西医结合治疗；针灸治疗

第十一章
冠状动脉粥样硬化性心脏病

冠状动脉粥样硬化性心脏病系指冠状动脉粥样硬化造成血管腔狭窄或闭塞导致心肌缺血缺氧而引起的心脏病，它和冠状动脉功能性改变（痉挛）一起，统称为冠状动脉性心脏病，简称冠心病，又称为缺血性心脏病。属于中医学“胸痹”“心痛”“心悸”“怔忡”等病症范畴。1987年8月，全国中医急症研讨会确定统一病名为胸痹心痛。

一、沿革与发展

冠心病心绞痛是由于冠状动脉粥样硬化和冠状动脉功能性改变（痉挛）导致心肌暂时性缺血缺氧而引起的发作性胸痛或胸部不适为主要表现的临床综合征，可分为稳定性心绞痛（AP）与不稳定性心绞痛（UP）两大类。发生本病的根本原因在于冠状动脉的供血与心肌的需血之间发生矛盾，使心肌缺血缺氧而引起疼痛，但其发病机制并未完全弄清。目前越来越认为本病是一个多因素综合作用的复杂病理过程，血管内皮功能异常、粥样斑块易碎及破裂、血小板黏附与聚集及血栓形成等均参与其中。近年来大量研究显示炎症反应贯穿于动脉粥样硬化病变发生、发展和恶化的全过程，在动脉粥样硬化的慢性形成、斑块破裂和血栓形成中均起中心和主导作用，并在一定程度上决定着冠心病的自然进程。因此抑制炎症反应，保护血管内皮功能，对于冠心病心绞痛的预防、治疗和预后均有重要意义，成为近年来冠心病心绞痛治疗中的研究热点。

“胸痹”之名最早见于《内经》，如《灵枢·本脏》篇曰：“肺大则多饮，善病胸痹喉痹逆气。”“心痛”病名则最早见于马王堆汉墓出土的《五十二病方》。张仲景在《金匮要略》中认为心痛是胸痹的一种表现，首次明确将胸痹和心痛合为一类加以讨论，在《胸痹心痛短气病脉证治》一篇中有“胸痹之病，喘息咳唾，胸背痛，短气，寸口脉沉而迟，关上小紧数，栝楼薤白白酒汤主之”“胸痹不得卧，心痛彻背者，栝楼薤白半夏汤主之”的记载。自《内经》时期至今，历代医家对胸痹心痛的病因病机和治则治法不断探索和完善，形成了比较系统的中医诊疗体系。《金匮要略·胸痹心痛短气》篇中云：“夫脉当取太过不及，阳微阴弦，即胸痹而痛，所以然者，责其极虚也。今阳虚知在上焦，所以胸痹心痛者，以其阴弦故也。”将胸痹病机概括为“阳微阴弦”，揭示了胸痹本虚标实的基本病机，后世的病机理论多由此阐发。经过后世的不断发展，现代医家一般认为本病的基本病机为心脉痹阻，不通而痛，病位在心，而与肝、脾、肾三脏功能有关。年老体衰，正气虚损，脏腑功能失调，气血失和，脉络失养，是发生本病的内因，而七情太过、气候突变、劳倦过度以及饮食不节、烟酒过度等则是促发本病的重要诱因。其病机特点为本虚标实，本虚可有气虚、血虚、阳虚、阴虚，且又可阴损及阳，阳损及阴，表现为气血双亏、阴阳两虚等；标实主要为气滞、血瘀、寒凝、痰浊等，且又多相兼为病而表现为痰瘀互阻、痰热互结、气滞血瘀等。其中又以气虚血瘀最为多见。

在多年的临证实践中，笔者逐渐认识到，随着生活方式及饮食结构的改变，人们的体质乃至病理生理特点、疾病传变都较以前有很大不同，实证、热证越来越多，而虚证、寒证越来越少。笔者认为人禀天地之气而生，形与神俱，不可分离，人的生理机能和病理变化必然受到天时、地理、社会环境的影响。天人相应，与时俱进，当今内外环境包括自然环境、社会环境都发生了巨大变化。气候转暖，环境污染；社会安定，物质丰富，生活水平提高，饮食肥甘厚腻，嗜食烟酒辛辣；乐享安逸，疏于运动；社会节奏加快，竞争激烈，心理负担加重，欲念丛生，相火妄动。所有这一些，导致当今冠心病人群的体质乃至病理生理特点、疾病传变都较以前有很大不同，其发病机制越来越表现出本实标亦实的特征。因此以往“阳微阴弦，本虚标实”的病因病机认识已不能满足临床需要，同时也不符合现代中医学病证结合的发展趋势。探讨新的社会生活形态下心系疾病的中医病机特点，寻求既具有中医特色，又符合临床实际，同时又与现代研究相契合的新观点，具有重要的临床价值和现实意义。在此背景下，笔者提出了“心系疾病中的热毒学说”，并进行了深入的临床和实验研究。

热毒即具有火热之性的毒邪。近代由于外感温热病得到明显的控制，对外感毒邪的研究逐渐被内生毒邪所取代，不少医家对内生毒邪进行了探讨，并赋予毒邪以新的更广泛的含义，将在正常生命过程中机体内不存在的物质，或原本适应机体生命活动的物质，超过了生命机体的需求，或改变了它所应存在的部位而对机体形成危害者，均归于“毒”的范畴。近几年毒邪，尤其是热毒与某些内科疾病的相关性研究日渐增多，涉及中风、眩晕、消渴、痴呆、尿毒等多个病种。

通过多年的临床和实验研究，笔者逐步构建了心系疾病的热毒学说，并开展了清热解毒法治疗冠心病、高血压病、心律失常等疾病的多项临床和实验研究，取得了满意的结果。笔者认为气虚是冠心病心绞痛的病理基础，热毒伤络，瘀血闭阻是冠心病心绞痛的病机关键，益气活血解毒是冠心病治疗大法：补气是基本原则，活血化瘀是治疗常规，清热解毒是重要治法。一般来讲，中医学之热毒证与现代医学的炎症相关，而血瘀证则与现代医学的高凝血症和血栓形成相关，从这一角度来讲，热毒病机是祖国医学对冠心病心绞痛研究的深化与发展，同时又与现代医学研究相和谐，应是传统中医学与现代医学发展中的契合点。

二、病因病机

通过多年临床实践和科学研究，逐步构建了心系疾病的热毒学说。认为热毒常与气虚、血瘀、痰浊等相兼相生，共同在冠心病心绞痛的发生发展过程中具有重要作用。

（一）气虚是冠心病的病理基础，是热毒之源

冠心病多发生在40岁以后，人过中年，肾气渐衰，肾阳不足不能鼓舞五脏之阳，可致心气不足。心气不足，鼓动乏力，一方面可使血液凝滞，瘀血阻络，另一方面可使津液失布，聚而成痰，郁而化热，使热毒内生。因此，气虚是血瘀热毒生成之本，是冠心病心绞痛的病理基础。

（二）热毒伤络、瘀血闭阻是冠心病的病机关键

祖国医学对热邪在心绞痛发病中的作用最早见于《素问·刺热论》，曰“心热病者，先不乐，数日乃热，热争则卒心痛”。后世《医学入门·心痛》亦有“厥心病，因七情者，始终是火”的论述。热毒作为一种具有火热之性的毒邪，是一类性质险恶、胶结难愈、危害较大的病邪，可导致脏腑、气血失调，经络损害，

正所谓无邪不有毒，热从毒化，变从毒起，瘀从毒结。

热毒内蕴，邪客络脉，首先可灼伤血脉，造成脉道受损，致使络脉拘挛不通或渗灌失常。脉管受损，闭塞不通的病症称为脉痹，病邪由经络可病及脏腑，而出现脏腑痹的证候。早在《素问·痹论篇》即已指出“五脏皆有所合，病久而不去者，内舍于其合也……脉痹不已，复感于邪，内舍于心”“心痹者，脉不通，烦则心下鼓，暴上气而喘”。而脉痹与热毒关系密切，故又将脉痹称为热痹，《医宗必读》《张氏医通》《类证治裁》等书中都提到“脉痹即热痹”也。

热毒内蕴，久病入络，可从以下几个途径导致瘀血闭阻，最终引起脉络的闭塞不通而暴发胸痛。

1. 热毒炽盛，炼血成瘀

中医学认为津液与营血有着密切的关系，在生理上，二者相互资生，在病理上两者又相互影响，故前人有“夺血者无汗，夺汗者无血”之说。热毒内蕴，伤津劫液，可造成脉道中津液不足，从而导致血行不畅，血流迟缓而形成血瘀的病理状态。周学海在《读医随笔》中说“夫血犹舟也，津液水也”“津液为火灼竭，则血行愈滞”。王清任亦有“血得热则煎熬成块”之说。

2. 热毒伤络，血溢为瘀

《内经》云：“夫脉者血府。”血液在脉道中运行，受到脉道的约束，才不致离经妄行，一旦脉络受损，血络约束血液的功能就会减弱或丧失，血液离经而行，成为离经之血。唐容川说：“离经之血便是瘀。”叶天士也说：“离络留而为瘀。”瘀血留而不去，新血不能循于常道而行，又会造成新的出血与瘀血。

3. 脏腑受损，统摄无权

人体血液的正常运行，必须依靠脏腑的正常功能，如心主血脉，肝主藏血，脾主统血，肺朝百脉等。由于热毒致病具有缠绵难愈的特点，常会造成脏腑的功能失常，使脏腑对血液的输布与统摄发生障碍，而成血瘀之变。

热毒血瘀搏结于脉络，一遇劳累、外感、过饱、恼怒等诱因，即可使血脉痉挛或闭塞，暴发心痛。热与血结最是胶结难愈，所谓“热附血而愈觉缠绵，血得热而愈形胶固”，同时热毒血瘀阻于脉中，还可导致气滞痰凝等病理变化，如此日久延虚，变生诸病，形成恶性循环。

综上所述，气虚是冠心病的病理基础，热毒伤络、瘀血闭阻是病机关键，血瘀痰浊气滞等皆为病理产物。

三、临床表现特点

冠心病心绞痛热毒证多发生于糖尿病、高血压病、高脂血症、高粘血症等病变的基础上，具有生成热毒的内在因素。

主要临床特点表现为：胸痛发病急骤，猝然心痛，痛势较剧，或憋闷难忍，或猝发心悸，心颤难止，甚则猝死，预后凶险。多见于中老年湿热阳亢体质之人。平素多具有心烦易怒、口干口苦、怕热多汗、失眠多梦、小便黄赤、大便干结等热毒内蕴的表现。由于热毒常与气虚、血瘀、痰湿等相兼为病，热痰瘀之邪胶结壅滞，临床多反复发作，久治不愈，病程较长。又往往因实致虚、因虚致实、虚实夹杂，累及心、肝、脾、肺、肾等多脏腑病变，致使病情复杂，变证、兼证颇多。

四、辨证治疗

（一）治疗原则

我们通过多年的临床实践和实验研究，提出益气活血解毒是冠心病心绞痛治疗大法：补气是基本原则，活血化瘀是治疗常规，清热解毒是主要治法。

1. 补气是基本原则

冠心病多发生在 40 岁以后，人过中年，肾气渐衰，肾阳不足不能鼓舞五脏之阳，可致心气不足。心气不足，鼓动乏力，一方面可使血液凝滞，瘀血阻络，另一方面可使津液失布，聚而成痰，郁而化热，使热毒内生。因此，气虚是血瘀热毒生成之本，故将补气作为冠心病的治疗原则。补气具有四大作用。一是促进身体阴阳气血化生与平衡。二是气为血之帅，气行则血行，故补气可推动血液循行，祛瘀通脉。三是可祛除热毒之源。李东垣曰：火与元气不两立，一胜则一负。人体中气充足，脏腑功能正常，气血津液化生有序，则内生热毒无从化生，可祛除热毒之源。四是扶正祛邪。正气存内，邪不可干。即使有外邪侵袭也可及时祛除，避免邪留体内，化生热毒。从现代研究来看，补气药大多具有提高免疫力，稳定人体内环境，改善代谢功能，稳定血糖、血脂、血黏度、血压、神经内分泌系统，抗炎，抑制炎症因子，稳定斑块等作用，对冠心病的治疗至关重要。

2. 活血化瘀是治疗常规

活血化瘀是治疗冠心病研究最为深入的治法。早在《内经》中就提出了活血化瘀治法，至晋代葛洪《肘后备急方》首次应用活血化瘀药物治疗卒心痛，唐代《普济方》明确记载治疗心痛用当归汤，药用当归、桃仁、芍药等。宋代以后，活血化瘀治疗胸痹逐渐得到重视，至清代王清任《医林改错》五逐瘀汤的出现，将活血化瘀进一步推广。新中国成立以后，对活血化瘀法进行了一系列广泛而深入的研究，活血化瘀法治疗冠心病得到业内的一致认可。

3. 清热解毒是主要治法

基于热毒血瘀是冠心病心绞痛主要病机的认识，清热解毒法是笔者治疗冠心病心绞痛的主要治法之一。清热解毒法可通过以下的作用机制达到治疗冠心病心绞痛的目的。

（1）清热解毒，祛除病源

前已述及，热毒血瘀证的成因与热毒有密切的关系，热毒是形成热毒血瘀证的重要的、首要的因素，因此在治疗时必须用清热解毒药来清解热毒之邪，祛除病变的成因。现代研究证实动脉粥样硬化是一种慢性炎症过程，炎症反应贯穿于冠心病心绞痛发生发展的全过程，并可直接导致不稳定斑块的破裂。同时肺炎支原体、衣原体、幽门螺旋杆菌等病原微生物感染也与不稳定型心绞痛（UA）的发生有密切关系。多年的现代药理研究发现，以黄连、黄芩、黄柏、栀子、双花、连翘为代表的清热解毒药，不仅能抑制致病微生物，还能对一些细菌所释放的内毒素具有明显的拮抗作用，这些细菌和内毒素应属外源之毒。20 世纪 80 年代以来的研究发现，细菌、内毒素可引起组织缺血缺氧，进而产生过量氧自由基，促使生物膜脂质过氧化损害，导致细胞变性、坏死，造成严重后果，故过量氧自由基可说是机体的“内源性之毒”。有文献报道，细菌内毒素通过刺激单核、巨噬细胞，多形核白细胞使之失控地过量释放细胞因子，使机体产生一系列炎症反应。这些炎性细胞因子，也是机体重要的“内源性之毒”。这些研究为中医清热解毒方药所解之“毒”，充实了重要内容。总之，中医清热解毒方药所解之“毒”不仅包括“外源性之毒”——细菌、病毒和内毒素，还包括“内源性之毒”——氧自由基和炎性细胞因子。这是清热解毒药的基本的药理作用。

（2）清热解毒，凉血护络

热毒伤络，脉道受损，致使络脉拘挛不通或渗灌失常，是冠心病心绞痛发生的病理基础，因此及时有效地清解热毒，防止血脉受损，阻断瘀血的形成，对于治疗 UA，减少急性心血管事件的发生具有重要意义。清热解毒方药的凉血护络作用一方面是通过清解热毒，孤立邪热，使热毒与血液不得相搏为害，达到凉血之目的。另一方面，众多的清热解毒之品具有凉血止血之功，如《本草正义》记载黄连有“清涤血热”之功，故血家诸病，皆可用它来清解热毒，凉血止血。实验研究发现具有抗蛇毒作用的清热解毒液能够阻止高脂饮食继续对血管内皮的损伤，能够阻止血管内皮继续合成和释放内皮素（ET）。另有实验证实清热解毒液可拮抗内毒素对血管内皮细胞的损伤，并降低内毒素作用于机体后炎症因子的水平，促进血管内皮细胞的增殖，维护血管的完整性。本研究也发现黄连解毒胶囊具有明显的抑制炎症反应，保护血管内皮的功能的作用，同古代医籍关于清热解毒方药能“解毒护络”的记载不谋而合。

（3）清热解毒，化瘀通络

前已述及，热毒内蕴可从多个途径导致瘀血的产生，是血瘀证的病理基础，故以清热解毒法清解内蕴之热毒之邪，可以达到苦寒直折，泄热存阴，消除病因，釜底抽薪的效用。明清时期，由于热毒在温病学中的重要地位，众多医家对清热解毒法有了更加深入的认识。叶天士认为营血热毒炽盛，热瘀胶结，必用黄连、金银花等清热解毒法之品。何廉臣承叶氏之说，论治温邪伏于营分，制方时就配用了大量的芩、连、栀、柏等品。吴鞠通清营汤中运用金银花、连翘、黄连等清热解毒之品更示人以明法。一些清热解毒方剂如黄连解毒汤、犀角地黄汤等被广泛应用于热毒发斑之证。不只如此，古代医家还发现一些清热解毒中药本身即有活血作用，如《本草纲目》称黄连能“去心窍恶血”，《本草正义》评价黄连说“又苦先入心，清涤血热，故血家诸病，如吐衄溲血，便血淋浊”皆可用之。《神农本草经》记载黄芩有“下血闭”的作用。再如《医学衷中参西录》中说“连翘，具升浮宣散之力，流通气血，治十二经血凝气滞，为疮家圣药”。现代药理学发现，黄连等能降低内毒素引起的毛细血管的通透性增强，有改善微循环的作用。本研究则证实，黄连解毒胶囊能够降低血栓素 B2（TXB2），升高前列环素（PGI2），调节二者的动态平衡，具有抑制血小板黏附和聚集、防止血栓形成的作用，同时还可有效降低血液黏稠度。

（4）直折邪势，祛邪扶正

毫无疑问，清热解毒法为祛邪之法，然祛邪即是扶正。清热泻火，可去热存阴，使阴精免受热毒煎熬。杨栗山在《伤寒温疫条辨》中曾指出，诸如黄连、大黄等苦寒解毒之品，用于热毒炽旺盛之人，具有保津护液“泻具补用之功”，苦满泄热，邪热得除而阴精免受耗劫，所谓“苦具坚阴之力”。而解毒则可减轻或消除毒邪对人体的直接损害，使脏腑经络气血功能得到恢复，为正气抗邪创造条件，从而起到“邪退正安”与“正胜邪退”的作用。冠心病心绞痛是一类长期反复发作性疾病，机体脏腑功能的紊乱可以导致热毒的产生，而热毒又进一步加重脏腑功能的损害。及时清解热毒，既可清除疾病之因，又可治疗疾病之果，对冠心病心绞痛的治疗具有重要意义。

（二）辨证治疗

根据热毒盛衰及气虚、血瘀、痰浊等兼夹证的不同，临床辨证治疗时可从以下几种证型辨证施治。

1. 热毒内盛证

症状：胸痛剧烈，胸闷憋气，频发难止，病症险恶。伴见面红目赤、心烦易怒、口干口苦，大便秘结等。舌质红，苔薄黄或黄厚。病症严重，病程长，传统常规治法疗效不佳。病情复杂，常合并高血压病、高脂血症、糖尿病、缺血性心肌病、肥厚或扩张型心肌病、严重心律失常、心力衰竭等多病集于一体，出现心脏病后期表现。

病机：热毒内盛，脉络挛急。

治法：清热解毒，凉血护络。

方药：黄连解毒汤加减。

热毒扰心，心烦失眠，心神不安者，常给予黄连解毒汤合百合地黄汤清心安神，凉血护络；热毒炎上，胸闷胸痛伴头痛头晕或头目不清，口干目涩者，可因势利导，以连翘、半枝莲、蚤休、菊花、夏枯草等增强清热解毒，疏散外解热毒；肝气郁滞，气郁化毒，心烦急躁，口干口苦者，予黄连解毒汤合柴胡疏肝散疏肝解郁化火；邪在下焦表现为便秘尿赤，舌红苔燥者，可采用利尿通便法，排毒泻热，使邪有出路。常用凉膈散、大黄泻心汤等。“壮火食气”，热毒易耗气伤阴，因此，在清热解毒的同时给予黄芪生脉散，补气养阴，清补兼施，遏制热毒，促进气阴的恢复，达到“邪退正安”与“正胜邪退”的目的。

2. 气虚热毒证

症状：年老多病，冠心病、心律失常、心功能减退或高血压病、糖尿病等多病集于一体。病程较长，体质虚弱。胸痛绵绵，劳则加重，胸闷、气短、自汗、乏力、心烦失眠、口干口渴、尿黄便干。舌质淡或淡胖，苔薄白或薄黄，脉沉细或细数。

病机：气阴亏虚，热毒内郁。

治法：益气养阴，清热解毒。

方药：黄芪一号方（自拟）合黄连解毒汤。

黄芪一号方由黄芪、麦冬、五味子、元胡、丹参、川芎、野葛根、水蛭、冰片、生甘草等组成，是笔者用治冠心病心绞痛的临床协定处方，具有益气养阴活血通络之效，临床应用10余年，效果良好。对于气虚热毒证，常合用黄连解毒汤、连翘、半枝莲等。连翘苦、辛，微寒，轻清而浮，可清热解毒，消痈散结，长于清心泻火，张景岳云“味苦微辛气微寒，气味俱厚，轻清而浮……泻心经客热”，李杲云“散诸经血结气聚”。对于热毒伤阴者，可加用生地、玄参、沙参、天花粉。气虚明显者除重用黄芪外，还可配伍太子参、党参或西洋参等加强补气之力。

3. 血瘀热毒证

症状：胸部闷痛或刺痛，痛势较剧，痛处固定，病程较长，伴心烦失眠、口渴引饮、大便干结。舌暗红，有瘀点或瘀斑，舌下瘀曲，苔或白或黄而干，脉沉涩或数。

病机：瘀血阻络，热毒内蕴。

治法：化瘀通络，清热解毒。

方药：丹参饮合黄连解毒汤加减。

活血化瘀最常用川芎、延胡索、三七、丹参等，若疼痛较重则用乳香、没药、冰片等化瘀止痛，病久入络则加水蛭、莪术、地龙、全虫、僵蚕等虫类药搜剔经络之邪。若年老体虚、劳则加重，症见气虚者则配伍补气药物黄芪、人参、党参等益气活血；兼有气滞者配伍香附、枳壳、厚朴、木香等理气活血。

4. 痰郁热毒证

症状：胸部闷痛为主，形体多壮实或较胖，伴气短，困倦乏力，眠多思睡，时有头晕头目不清，口中粘腻不爽，口干，渴或不渴。舌淡红或淡胖有齿痕，苔白厚或厚腻而黄，脉滑数。

病机：痰热互结，脉络不通。

治法：清热解毒，化痰通络。

方药：瓜蒌薤白半夏汤合黄连温胆汤加减。

若病人形体较胖，苔厚腻，痰浊偏盛者，可加瓜蒌、菖蒲、制胆南星理气化痰；若头晕目眩，血压偏高，肝风挟痰浊上蒙者可加钩藤、桑叶、决明子等平肝熄风。痰湿困脾，纳呆食少者，加云苓、白术、砂仁、陈皮等健脾化湿。

五、康复与保健预防

中医学历来重视疾病的预防。在《素问·四气调神大论》中提出“是故圣人不治已病治未病，不治已乱治未乱，此之谓也。夫病已成而后药之，乱已成而后治之，譬犹渴而穿井，斗而铸锥，不亦晚乎”，就生动地指出了“治未病”的重要意义。

治未病包含三方面的内容，即未病先防、已病防变、瘥后防复，因此冠心病心绞痛的康复与保健预防也应从这三个方面着手。

人禀天地之气而生，天人相应，与时俱进，人的生理机能和病理变化必然受到天时、地理、社会环境的影响。当今内外环境包括自然环境、社会环境都发生了巨大变化。气候转暖，环境污染；社会安定，物质丰富生活水平提高，饮食肥甘厚腻，嗜食烟酒辛辣；乐享安逸，疏于运动；社会节奏加快，竞争激烈，心理负担加重，欲念丛生，相火妄动。所有这一些，导致当今冠心病人群的体质乃至病理生理特点、疾病传变都较以前有很大不同，其发病机制越来越表现出本实标亦实的特征。因此在冠心病的预防中应以清、通为主，而忌盲目进补。具体说来，就是一要养心调神，避免七情太过，使五志过极而化火，热毒内生，伤及脏腑，引起气机紊乱而发病。二要调摄饮食，提倡饮食的定时定量，饮食清淡不可过饥过饱，避免饮食偏嗜，如五味要搭配适合，不可偏嗜某味，以防某脏之精气偏盛，尤其要避免烟酒厚味，防止痰热内生。三要强健体魄，加强形体的锻炼，使肌肉筋骨强健，脏腑功能旺盛，预防疾病的发生。对于已经身患冠心病的病人，活动与运动要循序渐进，要有规律性、持久性，不宜做剧烈活动。运动的方式以进行有氧活动为宜，如散步、伸展运动、慢跑、慢骑自行车、游泳、太极拳、八段锦、五禽戏等，运动强度为运动时每分钟最大心率加年龄达 170 ~ 180。运动频率为每周 3 ~ 5 次或每天一次。运动的理想时间是黄昏，冠心病患者不宜清晨运动，尤其是寒冷季节；睡前也不宜做过多运动。每次运动持续 20 ~ 60 分钟，具体根据身体情况、年龄、心脏功能状态来确定，以不过多增加心脏负担和不引起不适感觉为原则。

中医药在防治冠心病方面独具特色，主要用于已病防变、瘥后防复，血脂康、通心络胶囊，还有丹参片、丹参注射液、速效救心丸、麝香保心丸、地奥心血康及具有“扩冠”效应的单味中药丹参、三七、葛根、山楂、决明子、毛冬青等，对于稳定冠脉斑块、防止心绞痛发作具有很好的作用。传统的针灸治疗冠心病既简便又行之有效，常见穴位有内关、膻中、心俞、间使、足三里等，它不但可缓解心绞痛，还能调节机体功能。

第十二章　心律失常

一、心悸病名

心律失常，属中医“心悸”“怔忡”范畴，祖国医学对心悸的认识源远流长。

唐代以前，多种医书都对心律失常的脉象及治疗做了论述，但尚未正式提出心悸病名。

东汉《说文解字》中对心悸做了最初的定义：“悸，心动也。”

《黄帝内经》中出现了对人体异常脉象的记载，如促、结、代脉，脉乍疏乍迟乍疾等表现。

《难经》中详细记载了脉搏过快、过慢，结脉等表现。

张仲景在《伤寒论》中提出了治疗心悸的名方炙甘草汤、桂枝去芍药汤、葛根芩连汤。

心悸作为病名，首见于唐代孙思邈《千金翼方》。怔忡之名，首见于《扁鹊心书》。

宋金元时期的文献中，出现了心悸、惊悸、怔忡并用的情况。

清代，心悸常与健忘、恐惧、不寐等一起论述。《寿世保元》中云：“怔忡、惊悸、健忘三症，名异而病同。”《医学心悟》曰：“此三者皆发于心，而肝肾因之。方书分为三门，似可不必。”

二、沿革与发展

（一）秦汉时期

《黄帝内经》中曰："风寒湿三气杂至，合而为痹也。……心痹者，脉不通，烦则心下鼓。"此时对心悸病因病机的认识还处在"内外合邪"的阶段。东汉张仲景详细论述了伤寒及痰饮为患导致心悸的理论，确立了伤寒心悸理论基础及以温化痰饮为主的治疗原则。《金匮要略·痰饮咳嗽病脉证并治》中曰"水在肾，心下悸""凡食少饮多，水停心下，甚者则悸……"著名的治疗心悸的炙甘草汤即出自《伤寒论》第177条。

（二）隋唐时期

至唐代，医家逐渐认识到，心悸一症属本虚标实，本虚为主的疾病，开始对心悸与五脏的关系进行探讨。隋代巢元方将病因归于虚劳损伤血脉，令心气不足。他在《诸病源候论》中曰："虚劳损伤血脉，致令心气不足，因为邪气所乘，则使惊而悸动不定。"

（三）宋金元时期

宋金元时期，心悸理论较前有了较为全面的发展，各医家从多个方面全面地探讨了心悸的病因病机理论。金代成无己在《伤寒明理论》中将心悸之由归因于气虚和停饮。严用和在《严氏济生方》中提出惊悸由心虚胆怯所致，怔忡是由"心血不足而成"。李杲倡导"膈上血中伏火"说，认为心神烦乱怔忡，是因胸中气乱有热，膈上伏火蒸蒸然不安。刘完素认为怔忡系因热而致，在《素问玄机原病式·六气为病·火类》中说："故心胸躁动，谓之怔忡，俗云心松，皆为热也。"朱丹溪从"虚"与"痰"理论出发论述心悸的发生，"虚"有"气虚"和"血虚"，"痰"有"停饮"与"痰火"之分。

（四）明清时期

明清时期，随着社会进步，加之西医学逐渐进入中国，医学理论开始逐渐完善。明代张景岳将怔忡病机归于阴虚劳损。清代陈士铎将惊悸的病机归为"心肝血虚"。唐容川《血证论》列"惊悸""怔忡"专篇，将心悸的病因病机归于虚、痰、瘀、火四者，所涉脏腑归于心、胆、胃。

三、病因病机

心律失常，特别是快速性心律失常的患者，属实证痰火者多。

饮食不节、环境污染、膏粱厚味导致湿热内生、日久煎熬津液，炼液成痰，内蕴日久化火。痰火内盛，心脉失养，心神不宁，发为心悸。心悸，病位在心，与肝、脾、肾关系密切。肝为心之母，母病易及子。常有患者因暴怒或抑郁诱因引起心悸，皆是因为肝阳暴亢或肝失疏泄，伤及心阴心血，心脉失养而发病。脾为心之子，亦为后天之本，子病亦可及母。思虑过度，暗耗心阴，心脉失养，发为心悸。肾为先天之本，先天不足，禀赋素亏，加之外感内伤，也易发心悸。心悸实证的关键病理因素为痰、火、毒。

体内之火分为郁火和相火。“郁火”包括三方面的内容：①外感六淫郁滞从阳化火；②体内病理产物（痰、瘀、食等）郁滞化火；③五志内伤，郁久化火。相火理论源自《内经》中的论述：“阴虚生内热奈何？岐伯曰：有所劳倦，形气衰少，谷气不盛，上焦不行，下脘不通，胃气热，热气熏胸中，故内热。”

热邪聚于脉中，阻塞心脉，心脉失养，日久成热毒之证。我们认为“毒”在心悸病中的表现具有以下几个方面的特点：①既有外感也有内伤：外感邪毒往往起病迅速，直达心脉，形成“内陷”之势，与表气不固、卫外失调有关；内伤成毒往往是在七情过极、过用烟酒、宿痰内伏的基础上经过长时间的病理过程逐渐形成。②快速性心律失常为主，往往是多种复杂性心律失常并存。③病情反复发作，缠绵难愈：毒之为患，既可弥漫五脏六腑，又可伤及气血津液，病位多变，病变多样，病程较长。

四、临床表现特点

心悸热毒证的临床表现特点为病情严重、病症复杂、变证多、难缓解、病程长。

病情严重：心慌心悸，心中不安，惕惕不能自主，重者汗出肢冷，或见晕厥，口唇发绀。反复发作一般治疗方药不易缓解。

病症复杂：常见于高血压病、冠心病、严重病毒性心肌炎、心肌病、心力衰竭、糖尿病及高龄患者。实证及虚中挟实证居多，如患者高血压病、冠心病、糖尿病心脏扩大、心力衰竭多年，身体虚弱，在此基础发生严重快速性心律失常，惊悸难止，烦躁多汗、口干口苦、大便秘结、舌苔厚腻、脉象弦滑促结代等，应视为因虚致实，虚证挟热毒证。

病程长：心悸反复发作，一般常规治疗疗效差，病情胶着，病程较长。

五、辨证治疗

（一）热毒扰心证

主症：心中惕惕不安，不能自主，心慌发作频繁严重，或伴胸闷，乏力，头晕，晕厥，烦躁多汗，口干口苦，大便秘结等。舌红，苔黄厚腻，脉弦滑，促结代。心电图表现可见频发房早、短阵室上性心动过速、房颤、频发室性频发早搏、室速、严重房室传导阻滞等。

治则：清热解毒，宁心定悸。

方药：黄连温胆汤加减。

半夏 9 克　　茯苓 12 克　　枳壳 9 克　　黄连 12 克

青蒿 15 克　　苦参 9 克　　野葛根 15 克　　元胡 15 克

黄芪 15 克　　麦冬 15 克　　甘草 6 克

水煎服，日一剂。

（二）气阴亏虚热毒证

主症：心慌气短，反复发作病程较长，疲劳乏力，多汗易感冒，口干咽疼，便秘。舌淡胖，苔厚，脉沉细结代促。多见高龄患者，多年患有高血压病、冠心病、糖尿病、心律失常、心功能差，心电图表现房颤、频发室早、室速、房室传导阻滞等较为复杂严重心律失常。

治则：益气固本，清热解毒。

方药：黄芪生脉散加味。

黄芪 30 克　　麦冬 15 克　　五味子 9 克　　生地 15 克

黄连 9 克　　野葛根 15 克　　连翘 15 克　　白术 9 克

防风 9 克　　炙甘草 9 克

水煎服，日一剂。

加减：气虚较重可加大黄芪用量，或人参、西洋参。阴虚火旺较重，心悸烦躁、盗汗、失眠、便秘等，可加用当归六黄汤（当归、生地、熟地、黄连、黄芩、黄柏、黄芪）。也可选用紫石英、龙骨、牡蛎补肾重镇之品。

（三）阴虚热毒证

主症：心慌气短，反复发作，口干，心烦，盗汗，夜眠不佳，腰膝酸软，潮热，五心烦热，健忘耳鸣。舌红苔少，脉沉细。

治则：滋阴补肾，解毒宁心。

方药：当归六黄汤加减。

生地 12 克	当归 12 克	黄连 12 克	黄芩 12 克
黄柏 12 克	黄芪 15 克	麦冬 15 克	炒枣仁 30 克
五味子 9 克	生牡蛎 30 克	生甘草 9 克	

水煎服，日一剂。

（四）血瘀热毒证

主症：具有心悸热毒证表现外，胸痛较重，痛如针刺，痛有定处，夜间痛甚，面色黯。舌黯紫，有瘀斑瘀点，苔黄或厚腻，脉涩结代促等。

治则：活血化瘀，清热解毒。

方药：血府逐瘀汤加减。

当归 15 克	生地 15 克	赤芍 15 克	川芎 15 克
红花 12 克	三七粉 3 克（冲）	冰片 0.2 克（冲）	水蛭 9 克
枳实 15 克	元胡 15 克	黄芪 30 克	柴胡 15 克
甘草 6 克			

水煎服，日一剂。

（五）痰郁热毒证

主症：心慌气短，发作不易缓解，胸闷明显，甚则感憋闷，形体肥胖，呕恶，甚则咳吐痰涎，纳眠差。舌质红，苔厚腻，脉弦滑。

治则：清热化痰，解毒宁心。

方药：黄连解毒汤合二陈汤加减。

黄连 9 克	黄芩 15 克	黄柏 15 克	半夏 9 克
茯苓 15 克	陈皮 15 克	栀子 15 克	酸枣仁 15 克
青蒿 15 克	苦参 15 克	甘草 6 克	

水煎服，日一剂。

六、康复与保健预防

心律失常是心血管常见病、多发病，病位虽在心，但全身症状明显，对患者生活质量影响大。

（一）放松情绪

心律失常的发生过程中，神经因素很重要，多数患者发病与紧张、劳累、压力大、情绪紧张有直接关系。保持平和稳定的情绪，放松精神，避免过度紧张对预防心律失常有益。尽量不观看刺激性强的书籍、音像制品等，以平和的心态对待周围事物，避免大喜大悲，心态平和，有助于预防心律失常的发生。

（二）合理用药

心律失常的治疗讲究“一人一方”，即治疗方案的个体差异比较大，应该由医生根据患者具体情况量身定制方案，一旦治疗方案形成，患者不要随便对方案进行更改，应该定时、定量、遵医嘱服药。同时注意定期复查心电图，因为某些抗心律失常药可能影响电解质及脏器功能，用药后应定期复诊及观察用药效果和调整用药剂量。

（三）适量运动

心律失常患者的运动应该以缓慢型、运动量适中、不过分剧烈的运动为主。因为短时间内大量的运动会使心率迅速增快，容易诱发某些快速性心律失常。运动要适量，量力而行，不勉强运动或运动过量，不做剧烈及竞赛性活动，可做气功、打太极拳等放松性运动。

（四）生活规律

规律作息，保证睡眠。洗澡水不要太热，洗澡时间不宜过长。养成按时排便习惯，饮食中膳食纤维应该略高，保持大便通畅。饮食要定时定量，不宜暴饮暴食。忌浓茶咖啡，不吸烟。避免着凉，预防感冒。

七、文献摘要

（一）《黄帝内经》中的记载

《素问·平人气象论》：“脉绝不至曰死，乍疏乍数曰死。”

《素部·三部九候论》：“参伍不调者病。”

《素问·痹论》：“脉痹不已，复感于邪，内舍于心……痹者，脉不通，烦则心下鼓。”

《素问·举痛论》：“惊则心无所倚，神无所归，虑无所定，故气乱矣。”

《素问·至真要大论》：“心澹澹大动，胸胁胃脘不安，面赤目黄，善噫，嗌干，甚则色炲，渴而欲饮，病本于心。”

《灵枢·经脉》：“心主手厥阴心包络之脉……是动则病手心热，臂肘挛急，腋肿，甚则胸胁支满，心中憺憺大动，面赤目黄，喜笑不休。”

（二）《伤寒杂病论》中的记载

第 49 条：“脉浮数者，法当汗出而愈。若下之，身重心悸者，不可发汗，当自汗出乃解。所以然者，尺中脉微，此里虚。须表里实，津液自和，便自汗出愈。”

第 64 条：“发汗过多，其人叉手自冒心，心下悸，欲得按者，桂枝甘草汤主之。”

第 82 条：“太阳病，发汗，汗出不解，其人仍发热，心下悸，头眩，身瞤动，振振欲僻地者，真武汤主之。”

第 102 条：“伤寒二、三日，心中悸而烦者，小建中汤主之。”

第 177 条：“伤寒，脉结代，心动悸，炙甘草汤主之。”

第 356 条：“伤寒，厥而心下悸，宜先治水。当服茯苓甘草汤……”

《金匮要略·惊悸吐衄下血胸满瘀血病脉证治》：“寸口脉动而弱，动则为惊，弱则为悸。”

（三）其他

《脉经》：“心实。左手寸口人迎以前脉阴实者，手厥阴经也。病苦闭，大便不利，腹满，四肢重，身热，苦胃胀，刺三里。心虚。左手寸口人迎以前脉阴虚者，手厥阴经也。病苦悸恐，不乐，心腹痛，难以言，心如寒，状恍惚。”

《脾胃论·清暑益气汤》：“脾胃既虚，不能升浮，为阴火伤其生发之气，营血大亏，营气伏于地中，阴火炽盛，日渐煎熬，血气亏少；且心包与心主血，血减则心无所养，致使心乱而烦，病名曰悗；悗者，心惑而烦闷不安也。是清气不升，浊气不降，清浊相干，乱于胸中，使周身血逆行而乱。”

《脾胃论·安养心神调治脾胃论》：“夫阴火之炽盛，由心生凝滞，七情不安故也。心脉者，神之舍，心君不宁，化而为火，火者，七神之贼也。故曰阴火太盛，经营之气，不能颐养于神，乃脉病也。神无所养，津液不行，不能生血脉也。心之神，真气之别名也，得血则生，血生则脉旺，脉者神之舍。若心生凝滞，七神离形，而脉中唯有火矣。”

《丹溪心法·惊悸怔忡》：“惊悸者血虚，惊悸有时，以朱砂安神丸。痰迷心膈者，痰药皆可，定志丸加琥珀、郁金。怔忡者血虚，怔忡无时，血少者多。有思虑便动，属虚。时作时止者，痰因火动。瘦人多因是血少，肥人属痰。寻常者多是痰。自觉心跳者是血少，四物、朱砂安神之类。”

《素问玄机原病式》：“惊，心卒动而不宁也。火主于动，故心火热甚也……心火主于热，喜痛，故悲痛苦恼者，心神烦热躁乱，而非清静也。所以悲哭而五液俱出者，火热亢极，而反兼水化制之故也。夫五脏者，肝心脾肺肾也。五脏之志者，怒喜悲思恐也，悲，一作忧。若志过度，则劳伤本脏。凡五志所伤，皆热也。”

《太平圣惠方·治心脏中风诸方》：“夫体虚之人，腠理疏泄，风邪外伤，搏于血脉，入于手少阴之经，则心神颠倒，言语謇涩，舌强口干，面赤头痛，翕翕发热，胸背拘急，手心热盛，但多偃卧，不得倾侧，忪悸汗出，恍惚不安，此风邪伤于心经，致有斯候，故曰心中风也。”

《太平圣惠方·治心脏风虚惊悸诸方》：“夫心虚则多惊，胆虚则多恐。此皆气血不实，腑脏虚伤，风邪所干，入于经络，心既不足，胆气衰微，故令神思恐怯而多惊悸也。”

《太平圣惠方·治伤寒后心虚惊悸诸方》：“夫伤寒后虚损，心气不足，致多惊悸，此由邪热乘于心也。心主于血，又主于神，血脉乱则神气不定，故令惊悸也。”

《诸病源候论》：“体虚，心气不足，心之府为风邪所乘，或恐惧忧迫，令心气虚，亦受于风邪，风邪搏于心，则惊不自安。惊不已，则悸动不定……”

《景岳全书·怔忡惊恐》：“怔忡之病，心胸筑筑振动，惶惶惕惕，无时得宁者也。……此证惟阴虚劳损之人乃有之，盖阴虚于下，则宗气无根，而气不归源，所以在上则浮撼于胸臆，在下则振动于脐旁，虚微者动亦微，虚甚者动亦甚。凡患此者，速宜节欲，节劳，切忌酒色。”

《三因极一病证方论》：“夫惊悸与忪悸，二证不同。惊悸，则因事有所大惊，或闻虚响，或见异相，登高涉险，梦寐不祥，惊忤心神，气与涎郁，遂使惊悸，名曰心惊胆寒，在心胆经，属不内外因，其脉必动。忪悸，则因汲汲富贵，戚戚贫贱，久思所爱，遽失所重，触事不意，气郁涎聚，遂致忪悸，在心脾经，意思所主，属内所因。”

《证治汇补·惊悸怔忡》："惊悸者，忽然若有所惊，惕惕然心中不宁，其动也有时。怔忡者，心中惕惕然，动摇不静，其作也无时。"

《血证论·卷六·怔忡》："怔忡。俗名心跳。心为火脏，无血以养之，则火气冲动，是以心跳，安神丸清之，归脾汤加麦冬、五味子以补之。凡思虑过度，及失血家去血过多者，乃有此虚证。否则多挟痰瘀，宜细辨之。"

《医学衷中参西录》："《内经》谓'心藏神'，神既以心为舍宇，即以心中之气血为保护，有时心中气血亏损，失其保护之职，心中神明遂觉不能自主而怔忡之疾作焉。故方中用龙眼肉以补心血，枣仁、柏仁以补心气，更用龙骨入肝以安魂，牡蛎入肺以定魄。魂魄者心神之左辅右弼也，且二药与萸肉并用，大能收敛心气之耗散，并三焦之气化亦可因之团聚。特是心以行血为用，心体常有舒缩之力，心房常有启闭之机。若用药一于补敛，实恐于舒缩启闭之运动有所妨碍，故又少加乳香、没药之流通气血者以调和之。其心中兼热用生地者，因生地既能生血以补虚，尤善凉血而清热，故又宜视热之轻重而斟酌加之也。"

第十三章　病毒性心肌炎

病毒性心肌炎（VMC）是指由病毒感染引起的局限性或弥漫性心肌细胞变形、坏死和间质炎细胞浸润及纤维渗出为主要改变的心肌疾病，发病人群以儿童和40岁以下的成年人居多，是青少年不明原因猝死的重要原因之一。临床以心前区隐痛、胸闷、心悸、气短、乏力、头晕、心脏扩大、心律失常为特征。但临床表现轻重不一，轻者无自觉症状，重者可并发恶性心律失常、心源性休克、心力衰竭，甚则演变为扩张性心肌病，导致急性期死亡。多数患者发病前有发热、全身酸痛、咽痛、腹泻等反映全身性病毒感染的症状。

一、沿革与发展

中医学中并无病毒性心肌炎这一病名，一般将其归于“心悸”“怔忡”“胸痹”“虚劳”“温毒”“温病”等的范畴。在国家标准《中医临床诊疗术语》的病名定义中以“心瘅”病名概之，指外感温热病邪，或因手术等创伤，温毒之邪乘虚而入，舍于心，损伤心之肌肉、内膜，以发热、心悸、胸闷等为主要表现的内脏瘅病。《汉书·艺文志·方技略》谓古代有《五脏六腑瘅十二病方》，其五脏瘅中当有心瘅，可惜已佚。《外台秘要》卷四：“心瘅，烦心，心中热。”有关病毒性心肌炎的病机和临床表现的论述，早在《内经》即有记载。《素问·痹论篇》言“脉痹不已，复感外邪，内舍于心”；《灵枢·百病始生》言“虚邪之中人……在经之时，洒淅喜惊”；《灵枢·邪客》曰“心者，五脏六腑之大主，精神之所舍，其脏坚固，邪弗能容也。容之则心伤，心伤则神去，神去则死矣。故诸邪之在于心之包络”；《素问·痹论》载“心痹者，脉不通，烦则心下鼓，暴上气而喘”，说明心脉不通，可出现喘息症状；至汉代，仲景《伤寒论》指出：“伤寒脉结代，心动悸”；隋代巢元方《诸病源候论·心痹候》曰“心里愊愊如满，蕴蕴而痛，是谓之心痹”，其中愊愊和蕴蕴都是描述心中郁结之貌，并指出“脉沉而弦者，心痹之候也”，认为“壅瘀生热，故心如悬而急，烦懊痛也”。清代唐容川《血证论·瘀血》指出“瘀血攻心，心痛头晕，神气昏迷，不省人事”，为病毒性心肌炎从瘀血论治进行了补充与发展。

二、病因病机

中医学将病毒性心肌炎归于“心悸”“怔忡”“胸痹”“虚劳”“温毒”“温病”等范畴。在国家标准《中医临床诊疗术语》的病名定义中以“心瘅”病名概之。《外台秘要》卷四：“心瘅，烦心，心中热。”有关病毒性心肌炎的病机和临床表现的论述，《素问·痹论篇》云“脉痹不已，复感外邪，内舍于心”；《灵枢·百病始生》云“虚邪之中人……在经之时，洒淅喜惊”；《伤寒论》云“伤寒脉结代，心动悸”；《灵枢·邪客》云“心者，五脏六腑之大主，精神之所舍，其脏坚固，邪弗能容也。容之则心伤，心伤则神去，神去则死矣。故诸邪之在于心之包络”，等等。

（一）正气不足是本病发生的内在因素

素体正气不足是本病发生的内在关键因素。《内经》云“邪之所凑，其气必虚”。因素体虚弱，正气不足，无以御外邪，毒邪入侵，荣卫首当其冲，其邪因而不去，或去而未尽，经脉累及于心。正如《伤寒明理论·悸》云：“其气虚者，由阳气内弱，心下空虚，正气内动而悸也。”“大病久病之后，阳气虚弱，不能温养心脉，故心悸不安。”

综观其发病，不外外感瘟疫热毒之毒邪，侵犯心脉，耗伤气血阴阳，或内因素体正虚，禀赋不足，复感外邪所致。其病机为毒邪侵心，气血阴阳受损。根据其发病全过程，临床可分为急性期、恢复期、慢性期。从急性期到慢性期，始终表现正邪盛衰和阴阳消长的病理变化。急性期乃毒邪侵犯心脉，或为风热伤人，肺卫先受，后致心阴亏损，或为风湿之邪内侵，病从脾胃开始，后致心阳不足。其病变发展，与所感毒邪轻重和人体正气强弱有关，若正盛邪衰则病向痊愈，若邪盛正衰则病趋恶化，甚至不救。恢复期正气渐复，毒邪渐灭，病趋好转，此期以气阴两虚、邪热未尽为主要病机。慢性期邪去正伤，阴阳偏盛偏衰，和由此引起的痰湿阻络、气滞血瘀、郁热内蕴使心气受损，久虚不复。精气内夺，积虚成损，心脉失养乃慢性期主要病机。总之，急性期毒邪外侵，内淫于心；恢复期毒邪瘀滞营血，耗伤气血，心脉不畅；慢性期气血受损而心神失养，伏邪内藏。先天禀赋薄弱是病毒性心肌炎发病的关键内在因素。

（二）邪毒侵心是本病的重要致病因素

1. 温热毒邪

温热毒邪从鼻咽入侵肺卫、卫气营血顺行而至，或自卫直入营血，或逆传心包。正如叶天士所说："温邪上受，首先犯肺，逆传心包。"起病较急，且多重笃。瘟疫热毒乘袭人体，又有过度劳倦、寒温失宜、起居失调等诱因，均可恙及气血，使心失所养，而见心动悸，脉促、结、代诸症。

2. 湿热毒邪

日久嗜食烟酒及膏粱厚味，损伤脾胃，脾失健运，聚生痰湿；或湿郁化热，内舍于心，湿热毒邪入侵心脉，致气血阴阳受损。

3. 风寒外袭

风寒袭人，入里化热，酿生热毒，或误诊误治，错过最佳治疗时期，或驱邪不尽，使邪毒伏藏于里，当邪毒积累到一定阈值，或每遇机体抵抗力下降时，疾病则易反复。若为时行感冒所致者，虽有严重之症，然起病势缓，病程迁延，总属其常。《济生方・怔忡论治》说，"冒风寒暑湿，闭塞诸经"亦能使人心悸。

邪毒侵心是病毒性心肌炎的重要致病因素，并贯穿于本病的始终。

综上所述，禀赋不足、余毒内藏的内环境，加之外邪诱发，是病毒性心肌炎反复发病迁延不愈的关键所在。

（三）瘀血贯穿于本病的始终

病毒性心肌炎的发生多由感受温热或湿热毒邪或风寒侵入人体，酿生热毒，深入心包脉络，耗损心之气阴而发。热毒之邪煎熬阴血，既伤心体又伤心用，使心气不足，鼓动血行无力，令血流不畅而形成瘀血，阻滞心之脉络；湿浊中阻，脾胃升降失职，津液失布，聚而为痰，伏痰内结，日久入络，气血失和，亦致血瘀；人之气阴耗损，无力抗邪，加之治疗不及时或不彻底，可致邪气伏藏，进一步耗气伤阴，气损则运血无力，阴伤则血行涩滞，故瘀阻心脉，使气血运行不畅，加重病情。现代研究也表明：病毒性心肌炎早期细胞变性坏死，心肌组织缺血缺氧，心肌间质水肿，大量的自由基堆积局部，心肌微循环障碍；慢性期心肌结构异常，心肌间质增生，形成心肌纤维化。这些都可以看成是血瘀证之辨证指标。因此，无论是在急性期还是慢性期，瘀阻心脉贯穿于本病的始终。

三、辨证治疗

病毒性心肌炎临床主要表现为心悸、胸闷、气短、乏力等特征。笔者认为，本病正气亏虚为本，邪毒入侵、内蕴于心为标，病机为虚、瘀、毒并存，临床分为急性期、恢复期、慢性期、后遗症期，不同时期，治疗原则不同，应辨证辨病相结合，遣方用药各有侧重。

（一）急性期

1. 首当辛凉解表、清热利咽为主，勿过苦寒伤正

多数病毒性心肌炎的病人先有发热、咽痛、咳嗽、流涕或腹疼、腹泻等，继则出现胸闷、胸痛、心悸、乏力、头晕、汗出，脉象多细数或结代，舌苔薄白或黄等症状。根据急则治其标的原则，此时重在辛凉解表、清热利咽，选用银翘散加减为主方，常用药物有金银花、连翘、薄荷以辛凉解表；玄参、桔梗、山豆根、蝉衣、牛蒡子以清热利咽；芦根生津止渴；竹叶清心除烦。本方重在清热解毒利咽，因为外感风热毒邪袭表犯肺，肺热上冲，咽喉为肺之门户，多数病人均有咽干咽痛及咽部充血的证候，即在急性期经治疗风热表证缓解，可咽部症状反复发作、缠绵难愈，且与心系症状密切相关，清热解毒利咽的治则必然成为急性期的治疗重点。即便在慢性期、恢复期，解毒利咽也不可忽视，而仅是主次轻重之不同而已。

热毒炽烈型，多见于暴发型心肌炎。临床表现为严重的胸闷憋气，剧烈的胸疼，短期内出现心力衰竭或心源性休克。或因严重心律失常而发生心源性昏厥或猝死。心肌酶明显升高，心电图表现室速、室颤，或迅速出现三度房室传导阻滞。此证型治疗应中西医结合。西药促进心肌营养和代谢药物、抗感染药物、肾上腺皮质激素及对症治疗，有心律失常者选用相应抗心律失常药物，高度房室传导阻滞者可临时心脏起搏，心力衰竭者应用强心利尿剂和扩血管药物。中医中药应针对具体表现采用益气、解毒、化瘀治法，选用清宫汤（玄参心、莲子心、竹叶、连翘心、犀角）、清营汤（犀角、生地、玄参、竹叶、麦冬、丹参、黄连、金银花、连翘），选加西洋参、黄芪、麦冬、五味子、双花、连翘、板蓝根、生地、玄参、丹参、红花、赤芍等，要功专力宏，用药足量，尽量选用安宫牛黄丸、天

然牛黄、天然麝香、西红花等名贵精品药材。

据有关资料表明，正气亏虚是发生本病的重要因素。因此，急性期虽以邪实为主要表现，但本病实为本虚标实，治疗要注意祛邪不伤正，不可过用苦寒以伤正气，临床多以辛凉、甘寒为好。

2. 益气养阴为辅，勿过滋补恋邪

病毒性心肌炎的发病初期，即有心气亏虚的症状，加之感受风热毒邪更易伤阴耗气，因此在急性期阶段除祛邪外，要扶助正气、补心气、养阴血，以达到扶正祛邪的目的。相反，只考虑邪实一面纯用清热解毒药物也难以奏效。在治疗上可在祛邪的同时，佐以益气养阴血之品，如太子参、黄芪、麦冬、丹参等。此期毕竟为急性期，以邪实为主，扶正之品不宜过于咸寒滋腻和补气太过，以防恋邪。

3. 清热利湿，辨湿热偏重

少数病毒性心肌炎的病人，感受湿热病邪，从口而入，伤及脾胃，上扰于心，临床症见反复发热，汗出不解，恶心呕吐，腹泻纳呆，心悸气短，周身乏力，舌苔黄腻，脉沉细等。其治疗原则为清热利湿，临床常以葛根芩连汤或甘露消毒丹加减进行治疗。但在辨证中应辨湿热之偏重。热偏重者，加金银花、生石膏等以辛凉透热，待热退湿减加益气养阴之党参、黄芪、麦冬等。若湿偏重者，湿多寒化，湿多伤阳，症见胸闷、心悸、脉迟缓或结代、苔腻或苔薄白，治以益气温阳，宽胸化痰，参附汤、瓜蒌薤白桂枝汤加减治疗。

总之，病毒性心肌炎急性期的治疗，因感邪的不同，其治则也不同。风热病邪，治宜辛凉解表、清热利咽为主，佐以益气养阴为辅；湿热病邪治以清热利湿。急性期为本虚标实证，因此，临床多采用扶正祛邪法。

（二）恢复期、迁延期

病毒性心肌炎由于感邪的性质轻重不同，轻者，经休息治疗病情发展顺利进入恢复期，短期内逐渐恢复正常。若感邪重或因失治误治、体质差异等原因，造成病情迁延不愈而进入慢性期。此期病机的特点为气阴两虚为本，热邪痰饮、气滞血瘀为标，因虚致实，因实致虚，又可派生出错综复杂的病机及繁多的临床证型。其治疗原则应针对病机特点补其不足，泻其有余，调整脏腑阴阳气血的偏盛偏衰，扶正以祛邪。在有外感时又应积极彻底祛除外邪，以防外邪入里而引起疾病的反复。恢复期为邪去正复，应因势利导扶正祛邪，可参考慢性期的治法。

1. 本虚

（1）气阴两虚

主症：心悸，胸部隐痛，或心动过速，气短乏力，自汗，或咳嗽少痰，口干欲饮，便干。舌红少苔或舌淡苔白少津，脉沉弱细或虚数。

治法与方药：益气养阴法。常用方药生脉散（《内外伤辨惑论》）、加减复脉汤（《温病条辨》）、甘麦大枣汤（《金匮要略》）。

若气短懒言、汗出恶风、易感冒、时有咳嗽少痰，为肺气虚，方用玉屏风散（《丹溪心法》）、保元汤（《景岳全书》）。另可随证配伍百合、五味子、冬虫夏草、核桃等。据研究报告，单味黄芪对病毒性心肌炎即有很好的疗效。

（2）心脾两虚

主症：心悸气短乏力，失眠多梦，记忆力减退，面目虚浮少华，纳少腹胀，便秘。舌质淡苔白，脉沉弱。

治法与方药：益气健脾养心安神法。方用生脉散、归脾汤（《妇人良方》）、炙甘草汤（《伤寒论》）。

脾胃虚弱、胃失和降者方用香砂六君子汤（《时方歌括》）。

若心悸易惊、惕惕不安、头晕目眩、面白无华、失眠多梦等阴血偏虚者，方用人参养荣汤（《温热论补注》）。

若心胸坠痛或心胸空虚、心悸不安、气短乏力、头晕神疲、纳差便稀、脉沉弱无力，为胸中大气陷下。应补中益气升提胸中大气，方用补中益气汤（《脾胃论》）、升陷汤（《医学衷中参西录》）。

（3）心阳（气）虚

主症：心悸惊恐，哆嗦感，心累虚弱感，气短乏力，心胸紧束感，肢冷或有浮肿，心动过缓或过速。舌质淡苔白滑润，脉沉迟或虚数。严重者气喘咳痰，不能平卧，下肢浮肿。舌淡胖紫暗，脉沉迟结代。

治法与方药：补心气温心阳法。方用黄芪建中汤（《金匮要略》）、参芪益气汤（《杂病源流犀烛》）、桂枝人参汤（《伤寒论》）、苓桂术甘汤（《伤寒论》）、五苓散（《伤寒论》）、生脉散等。根据现代药理研究，五加皮有强心作用可随症应用。

（4）心肾两虚

主要表现为心肾阳（气）虚及阴虚火旺两种证型。

主症：心悸气短，乏力自汗，腰膝酸软，畏寒肢冷，或有浮肿，头晕头痛，失眠多梦，记忆力减退，注意力不能集中。舌淡胖紫暗苔白滑润，脉沉迟或结代。心烦盗汗，口干欲饮，手足心热，潮热面赤。舌红少苔，脉细数或结代。

治法与方药：温补心肾阳气。方用全真一气汤（《冯氏锦囊秘录》）、心肾丸（《济生方》）、参附养营汤（《温疫论补注》）加仙灵脾等。

阴虚火旺者应滋阴降火，方用黄连阿胶汤（《伤寒论》）、补心丹（《摄生秘剖》）、生脉补精汤（《类证治裁》）、知柏地黄汤。

2. 标实

（1）热邪内蕴

主症：外感风热余热未尽，或风热久郁不解热邪内蕴，主要表现为低热、咽痛、口干口苦、汗出、胸闷心悸、腹胀便干。舌苔黄厚少津、脉弦滑数。

治法与方药：清解热邪法。方用银翘散、加味逍遥散（《和剂局方》）、加味温胆汤（《医宗金鉴》）、小陷胸汤（《伤寒论》）、清营汤（《温病条辨》）、清热解毒汤（《时病论》）。

（2）气机郁滞

主症：心悸、胸背胀痛、太息，或有左肩痛、咽部梗阻感、嗳气腹胀、失眠、心烦、头痛等。舌质暗红苔白或黄，脉弦或沉弦。

治法与方药：理气解郁法。方用半夏厚朴汤（《金匮要略》）、柴胡疏肝散（《景岳全书》）加川楝子、元胡、青皮、羌活、威灵仙。

（3）瘀血阻络

主症：胸痛，刺痛或闷痛，部位固定，活动或休息时均可疼痛，心悸。舌质紫暗有瘀斑瘀点，脉沉涩。

治法与方药：活血化瘀法。方用血府逐瘀汤（《医林改错》）加土元、制乳香、制没药、玫瑰花。

（4）痰饮阻络

主症：心悸胸闷气短，或咳嗽白痰，胸背寒冷，恶心欲吐，腹胀纳差，头晕目眩，失眠多梦，或有浮肿，喘不能平卧。舌胖苔白厚腻或润滑，脉沉弦滑。

治法与方药：祛痰化饮法。方用苓桂术甘汤、真武汤（《伤寒论》）、济生肾气丸（《金匮要略》）。

四、注意事项

防治病毒性心肌炎应采取辨病与辨证相结合的治疗措施，认为辨病治疗是在洞悉疾病演变规律的基础上，针对疾病的共性，遣方用药，具有用药精专、针对性强的特点；辨证施治则是依据病人阴阳气血虚实寒热而制定法则，是对疾病不同证型的个性研究，具有因人因证施治的灵活性、特异性。二者有机地结合，体现了共性与个性的统一。

病毒性心肌炎急性期毒邪外侵，内淫于心；恢复期毒邪瘀滞营血，耗伤气血，心脉不畅；慢性期气血受损而心神失养，伏邪内藏。邪毒侵心是本病的重要致病因素，并贯穿于始终。笔者认为心肌炎患者的症状往往反复出现，缠绵难愈，疾病的变证比较多，余毒内藏，属热毒范畴，因此病变各期遣方用药时一般都要使用清热解毒之品。急性期或反复发作伴有外感症状时，温热邪毒消灼心阴，耗伤心气，治疗以祛邪为原则，清热解毒为其常法，常选用银翘散解表清热，疏邪清心，配伍半枝莲、大青叶、苦参、黄连、黄芩和栀子等为主组方。笔者认为解毒祛邪务要彻底，不应该过早弃用清热解毒之品，通过查咽喉、观舌苔，诊察有无余邪稽留，彻底清除余毒以控制病毒反复感染，若见咽喉隐痛、局部充血、扁桃体肿大等，舌苔见黄苔或白厚苔持续不退，皆提示余毒蕴蒸心肺，无论病处何期，均可配用清热解毒药，清除余毒，则正气可安。邪伏咽喉，可加用牛蒡子、射干、玄参等药物解毒利咽。

另外，由于本病为本虚标实，故祛邪勿要伤正，要根据病人的素体禀赋和临床表现，因人因证施治。体质壮实者，可重用清热解毒之品以祛邪；体质素虚或病情严重、正气亏损症状突出者，则扶正多于祛邪，不可妄用苦寒之剂，而犯虚虚之弊。双花、连翘能宣散上焦风热，清热解毒，又能宣畅气血，对病毒性心肌炎甚是合适，热毒初起，或热毒壅盛，或余热未尽，均可用两药治疗。在心肌炎早期，以双花、连翘配伍，大剂量清热解毒，而在恢复期余热未尽时，则以黄芪、麦冬等补气养阴药物配伍双花、连翘。现代药理研究证实，常用的清热解毒类药物有明显的抗病毒作用，抑制病毒感染，减轻病毒对心肌的损害，促进炎症的消退，使受损细胞愈合，改善心肌功能，从而提高患者的生存率和生活质量。

1. 益气养阴当贯穿始终

病毒性心肌炎的发病虽与热毒为患有关，但起决定作用的是人体正气的足与不足，认为“温邪上受，首先犯肺，逆传心包”病机中“逆传”的关键就在于心肺气阴不足。并且温热毒邪致病，传变迅速，极易耗气伤阴，因此，气阴两虚不仅是病毒性心肌炎发病的内因，还是病变的必然结果，存在于疾病发展过程中的各个环节，故益气养阴法当贯穿治疗的始终。

本病初期为温热邪毒犯心，耗气伤阴，既有心体受损，灼津伤液，又有邪毒侵犯营卫之象，故在急当宣透邪毒的同时，要时刻顾护心之阴血的损伤。养阴生津有“滋而能通”的作用，故及时配合运用补心气、益心阴药有助于清热透邪，可截断传变，减轻心肌病理损伤，防止或减少后遗症。常在解毒祛邪的同时加用西洋参、生地黄、麦冬、玄参等甘寒滋阴又兼清热之品，无滋腻恋邪之虞；或黄芪、山药、黄精等益气养阴之品。本病中后期全身气血阴阳均可受损，加之病理产物郁热、痰浊、瘀血的产生，导致病机虚实夹杂，临床证候表现不一。但病机特点总以气阴两虚为本，郁热、痰浊、瘀血为标，治疗要以益气养阴为主，用黄芪生脉饮（生黄芪、西洋参、麦冬、五味子）为主方，随证酌加清热、豁痰、活血或温阳之品。根据“久病入肾”的观点，从滋补肾阴着手养护心阴，治心而不专于心，可获良效。常选用熟地黄、山茱萸、黄精、制首乌、杜仲等药。长期临床观察发现，本病反复发作，患者常有气虚易感倾向，每次外感都会进一步耗伤心肺之气，并为下次的感染受邪制造机会，导致恶性循环。此“复感于邪”的表现，正是造成“内舍于心”的重要因素，故应积极防治，可用玉屏风散加味以固表防邪。“气阴两虚”与本病的“免疫失调”机制有密切关系。现代研究证实，益气养阴药能改善机体的免疫状态，增强抗病能力。总之，益气养阴法体现在病毒性心肌炎的治疗、预防及改善预后各个方面，为本病辨治之根本大法。

在此，重点讲一下黄芪的应用。我们在治疗病毒性心肌炎时，黄芪用量30 ~ 60克。黄芪味甘性温，质轻达表，功专实卫，且具补肺健脾、驱风运毒之用。故可借黄芪益气升阳固表扶助正气以御邪。黄芪又主痈疽、疮毒、毒热蕴蓄筋骨血脉。病毒性心肌炎患者感受之毒邪，不仅蕴于血脉，且内舍于心，在此仍可借黄芪托毒外出以驱邪，不可将其托毒之功囿于外伤疮毒的应用。黄芪益元气而补三焦，黄芪与西洋参、甘草三味为除燥热肌热之圣药，针对气虚发热，用黄芪甘温以除热。一味黄芪而功效甚多，方中黄芪为主药，其功不可小觑。

2. 活血化瘀不容忽视

热毒之邪，既伤心体又伤心用，使心气不足，鼓动血行无力，血流不畅而形成瘀血。瘀血既成，阻塞脉络，进一步使气血滞涩不畅，加重病情，即所谓虚可致瘀，瘀亦可致虚。所以瘀血不仅是病毒性心肌炎病程中的病理产物，同时亦可致病，为加重病情的重要因素。故活血化瘀是治疗中不容忽视的一环。笔者使用活血化瘀药不拘泥于机体有否瘀血证象，认为瘀血存在于本病发展过程的各个时期，中后期由于正气亏虚明显，瘀血证象也就相应突出，但早期瘀血证象不典型者，也有瘀血的存在。笔者结合现代医学指出，由于致病病毒具有嗜心肌性，本病早期病毒直接侵害心肌使之发生炎症、变性或坏死，可以认为是机体局部瘀血的形成。现代研究证实，活血化瘀法有改善炎性病灶的血液循环，减少渗出，促进炎症吸收的作用。由于虚可致瘀，瘀亦可致虚，故笔者主张治疗应重在治气，而祛瘀又利于气旺，两者相辅相成。对于伏邪瘀滞血分，常在益气、行气的基础上，遵叶天士“入血就恐耗血动血，直须凉血散血”原则，选用玫瑰花、红花、川芎、当归、赤芍、丹皮、丹参、葛根等药；瘀血证象明显或胸痛者，加用制乳香、制没药、土元、三七粉等理气活血止痛，使瘀散而热无所附。活血与益气行气相伍，既行血分瘀滞，又解气分郁结，还补气虚之本，治以透邪解郁，畅达气机，活血化瘀。通过多年临床观察，笔者认为活血化瘀法对本病所致心脏扩大有回缩功效，并有显著改善左心室功能的作用。

热毒与瘀血互生互结，毒可致瘀，瘀久化热，亦可酿生毒邪，或从化为毒，终致瘀毒内蕴。一方面，瘀血阻滞脉络，瘀久不消，则蕴化成毒，邪毒入络，使心气不足，血流不畅；另一方面，毒邪损及脉络，伤津耗阴，壅遏气机，又可导致血脉凝滞。其中，“毒”起到了重要的作用，它既是由瘀血（可兼有其他诸邪）日久不化转变所导致的果，更是导致心律失常、心肌病变等永久性损伤关键之因。瘀与毒互生互结，坏血损脉，衍生一系列病理生理变化。邪毒和瘀血在疾病的急性期、慢性期和后遗症期均可见到。瘀毒不仅是病毒性心肌炎发病过程中的病理产物，同时也是致病、加重病情的重要因素。因此在治疗时应清热解毒和活血化瘀并用，根据病人的临床症状随证加减。现代药理研究证实，清热解毒与活血化瘀药配伍后，更有利于炎症的吸收和恢复，抑制心肌间质胶原纤维化，较单纯使用疗效更好。

3. 安神定悸须随证选用

病毒性心肌炎恢复期患者常有心悸、心烦、失眠等心神不安的表现，且常以此作为就诊的主诉。临床观察还发现，上述心神不安的表现会因各种不良刺激而加重，甚至成为本病急性期发作的重要诱因。据此，笔者认为安神定悸法应为治疗病毒性心肌炎的重要辅助治疗措施。根据病机偏虚偏实的不同，分别选用酸枣仁、夜交藤、石菖蒲、远志等养心安神；莲子心、珍珠母、琥珀粉、龙骨、牡蛎等清心重镇安神。如此邪去神清，心神得养，心悸、心烦、失眠之症可除，有利于患者康复。现代研究证实，此类药物具有改善心脏植物神经功能、镇静安神的作用，故能解除心悸、失眠等不适症状。

除感受外邪诱发发病外，劳累是另一个重要的导致病情复发的诱因，病毒性心肌炎复发患者多数为正在上学的青少年，疾病反复发作，需要休学或不能上体育课等原因常令其产生焦虑及抑郁情绪。肝主筋，为罢极之本，司调畅情志。邪伏于肝，可导致不耐劳累，乏力易疲，情志失调，气机阻滞，产生变证。临床可根据病机特点，灵活选方用药。

4. 祛风药灵活应用

因病毒性心肌炎患者多感风、寒、湿邪而发，表现为恶寒、发热、头身痛、胃脘不适、腹泻等症。治病当随其所得而攻之，故笔者在重视调护正气的同时，兼用祛风药，如用防风、独活、羌活、苍术等祛除体内余邪。祛风药有祛风散寒、通络除湿等功效。独活善行血分，为祛风行湿散寒之药；防风能通治一切风邪，乃风药之润剂；苍术祛风、燥湿、健脾，气味雄厚，能彻上彻下。叶天士云“上焦如羽，非轻不举”，此言轻举之法，无非是使上焦邪有出路之意。笔者用祛风药针对治疗病毒性心肌炎标实之证，意在借风药辛散走窜之性，使邪除有路可循。

5. 恢复期迁延慢性期宜攻补兼施

病毒性心肌炎恢复期迁延期主要表现为心律失常，尤以早搏多见，异常心电图ST–T改变或伴有全身症状。笔者认为这是由于病程日久，心肾亏虚，脏气乖违，气血运行失常兼痰瘀阻塞脉道所致。病机特点总属虚实夹杂，治宜攻补兼施。属气阴亏虚者以黄芪生脉饮、六味地黄丸为主，属气阳亏虚者以炙甘草汤、金匮肾气丸为主，皆随证配以清热、豁痰、逐瘀之品，又结合现代药理研究，酌加有抗心律失常作用的药物如生脉散、黄连、苦参、葛根、甘松、桑寄生等。顽固性心律失常者，在上述用药的基础上，加用熄风通络之品，如地龙、僵蚕、全蝎等，可使部分患者病情减轻。

病毒性心肌炎导致的快速心律失常，其主因是“毒”，“瘀”“虚”是次要因素。温热病毒的侵袭，日久不愈，或反复感染病毒，毒与热之邪郁伏在体内不能透达，使脾胃传输水谷精微的功能及肺的肃降、通调水道的功能受影响，致水湿内郁，水湿、热与毒互结，热增脉率，湿扰脉率，形成各种快速心律失常。毒与热久伏体内，耗伤心阴，内热炽盛，炼液为痰。痰热互结郁阻，在体内顽固难祛，导致了快速心律失常的顽固难愈。在治疗方面，则应本着急则治标、标本兼治的原则。初期热毒较为突出，病至中、末期和后遗症期，瘀血证明显，而气阴两虚的本质贯穿于病变的始终，以中后期更为明显。因此，以清热解毒、活血化瘀、益气养阴三大治疗法则为主，辅以安神、行气，并强调个体化辨证施治。

综上所述，辨证论治最重要的是谨守病机，才能取得疗效，正如医圣张仲景所说的“观其脉证，知犯何逆，随证治之”。

第十四章　心肌病

一、沿革与发展

心肌疾病是以心肌病变为主要表现的一组疾病，须排除风湿性、高血压性、冠状动脉性、肺源性和先天性等心脏病的心肌病变。一类为原因未明的心肌病，称原发性或特发性心肌病（简称心肌病）。另一类为原因已明或与全身性疾病有关的心肌病，称为继发性或特异性心肌病。原发性心肌病分为扩张型心肌病、肥厚型心肌病、限制型心肌病。

中医古籍中虽无“心肌病”一词，但类似上述表现者，则如《素问·逆调论》曰：“夫不得卧，卧则喘者，是水气之客也。”“水病，下为浮肿大腹，上为喘呼不得卧者，标本俱病。”（《素问·水热穴论》）这里提到下肢水肿、气喘、不能平卧等，与心肌病出现充血性心力衰竭的表现相近似，并且明确指出是“水气之客也”。水邪性寒属阴，肾为水脏，藏命门真火温化水湿。肾阳虚衰，不能化气行水，则水气内生，上逆而凌心犯肺。由于水气为阴寒之邪，易伤阳气，使心气心阳受损而出现上述表现。又心主血脉，赖心气推动，血才能通行五脏六腑、四肢百骸。推动乏力，血脉失养，则见头晕、乏力、气短、脉结代等。这与本病心输出量下降，组织灌注不足所引起的表现是相似的。有研究表明，这些心气虚的主症与患者心脏指数、心输出量降低呈正相关，即心气的盛衰能反映心脏的泵血功能。心气暴脱，脉痹不通，则如《素问·痹论篇》所云“心痹者，脉不通，烦则心下鼓，暴上气而喘”“心胀者，烦心短气卧不安”（《灵枢·胀论》），指出病位在心，其气不通，则突发心烦、气短、气喘、不能平卧等类似本病左心衰竭时的表现。可见，心肾阳气亏虚，是本病发生的根本所在，正是所谓“邪之所凑，其气必虚”。

另外，《金匮要略》云，“心水者，其身重而少气，不得卧，烦而燥，其人阴肿”“心下坚，大如盘，边旋如盘，水饮所做”“喘逆倚息，短气，不得卧，其形如肿，谓之支饮”等都描述了水饮之邪，凌心犯肺的表现，有乏力，身重，气短，烦躁，气喘，端坐呼吸，头而四肢水肿，心下症积等说明心肾阳气亏虚日久，伤及脾气，使脾虚不能运化水湿，外溢肌肤则见头面、四肢水肿。心气虚不能推动血在脉中正常运行，血行瘀滞，积于心下则为症积，痹阻心脉则见胸痛，心脉失养则心烦、心悸，瘀血阻遏水道，水道不利，反过来又加重水肿，形成恶性循环。

二、病因病机

张道亮认为本病多为先天禀赋不足，后天受到六淫侵袭、邪毒感染、饮食失调、过度劳倦等影响所致。本病为本虚标实、因虚致实。本虚为心气衰弱，心阳不振或气阴两虚；标实为痰湿、水饮、瘀血等。谭元生等认为发病以正气虚弱为其先决条件和根本原因。禀赋不足、素体虚弱，或久病体虚、正气内亏，致使卫气不能固护于外，营气失守于中，六淫邪毒则乘虚而入，传入于脉，内舍于心。由于失治、误治，邪毒久蕴于心，引起心脉瘀阻，血运不畅，渐致心体胀大。继而心气耗散，心阴受损，终致阳气虚衰，心脉瘀阻，水湿泛滥。以正气虚弱为本，邪毒、瘀血、水湿为标。病位在心，涉及肺、脾、肾诸脏。以心病为本，他脏为标。曹玉山认为主要由于心、脾、肝、肾亏虚，复受外邪疫毒之气侵袭，客于上焦，痹阻胸阳，阻滞心脉，日久耗伤气血，致心气阴(血)两虚，甚则阴损及阳，而致心脾肾阳气虚衰，或阳气虚脱，阴阳离决而危及生命。杨积武认为基本病机是心肾阳(气)虚衰、血瘀水停。病性为本虚标实，以心肾阳(气)虚衰为本，血瘀水停为标。王朝宏认为主要以心肾阳气亏虚为本，血瘀水泛，上凌心肺，外溢肌肤为标。总的来说，本病病位在心，可累及肺、肝、脾、肾诸脏，多属本虚标实。本虚以心阳(气)虚弱为主，标实则责之于外邪、瘀血、水湿、痰浊等。

经过多年临床实践，总结心肌病热毒证病因病机：风寒或风热病毒侵袭，误治失治；饮食劳倦所伤，饮酒过度；家族遗传体质免疫缺陷等多种病因长期作用，致使心气耗伤，内生热毒，侵淫血脉心体，久之造成心体虚大或肥厚，脉律失常，心络瘀滞，水湿停聚，并逐渐累及肺脾肝肾等，而临床表现复杂严重险恶。扩张型心肌病心肌内大量炎性细胞浸润也是一个佐证。

三、中医药治疗心肌病进展

（一）治则治法

金先红等采用五法论治本病：①温通心阳、蠲痹活血；②温阳健脾、活血利水；③温肾壮阳、活血逐水；④益气养阴、活血利水；⑤阴阳双补。徐贵成等介绍张大荣临床治疗经验，病之初期宜化痰散结、理气导滞、活血化瘀，病之中期宜益气健脾、化痰祛瘀、行气利水，病之后期宜温补心肾、化气利水、回阳救逆。许振亚等根据临床所见，总结治法如下：①外疏内清，以败其毒；②理滞化瘀，以通心络；③益气养营，燮理阴阳；④化痰蠲饮，以培真元。俞世伟提出治则如下：一是清热抗病毒；二是补肾调免疫；三是利水减负荷；四是补血修损伤，包括健脾补血、强肝生血。熊斌总结张晓星的临床经验提出清热解毒、补肾养精、利水温阳、补血活血等法。

（二）辨证分型治疗

目前对于扩张型心肌病辨证分型报道较少，尚无统一的分型标准。王朝宏将其分为 4 型。心气阴虚证：治法为益气养阴，方药用生脉散；阳虚水泛证：治法为温阳利水，方药用真武汤加减；气虚血瘀证：治法为益气活血，方药用保元汤合膈下逐瘀汤加减；心阳衰竭证：治法为急救回阳、大补元气，方药用四逆加人参汤加味，亦可用生脉注射液或参麦注射液。曹玉山分为以下 3 型。痰热扰心、心脉痹阻证：治法为通阳开痹、化痰清热，方药用瓜蒌薤白白酒汤合银翘散加减；气血两虚证：治法为益气养血、开痹通络，方药用瓜蒌薤白白酒汤合归脾汤加减；阳虚水泛证：治法为温阳利水、通络开痹，方药用瓜蒌薤白白酒汤合五苓散加减。何进将其分为 2 型。心脉瘀阻、湿热壅盛，给予清热解毒、除湿、活血化瘀，用甘露消毒丹加减；痰热扰心、心脉瘀阻，治以清热养心、化痰活血，用瓜蒌薤白半夏汤加减。周慎等分 2 型辨证论治。瘀水互结证：治以利水渗湿、活血通络，方药用苓桂术甘汤加味；痰瘀阻络证：治以化痰蠲痹、活血通络，方药用瓜蒌薤白半夏汤加味。

（三）辨证分期治疗

帅敏主张发作早期属于气阴两虚，方用生脉散合桂枝甘草汤补气生津、温阳益气。发作后期乃心、肺、脾、肾俱虚，方用真武汤加减以温肾祛寒、健脾利水。缓解期以心脾两虚为主，方用参苓白术散或健脾益气冲剂；若以气虚血瘀为主者，方用补阳还五汤治疗。张大荣将本病分为3期：病之初期，病位在心、肝、肺，责之于气滞痰浊、痹阻于胸、血脉瘀涩，宜化痰散结、理气导滞、活血化瘀，代表方剂有瓜蒌薤白半夏汤、柴胡疏肝散、血府逐瘀汤；病之中期，病位在心脾，责之于心脾两虚、胸阳不振、气虚水停、痰瘀痹阻，宜益气健脾、化痰祛瘀、行气利水，常用四君子汤和五苓散；病之后期，病情危急，心肾阳气衰微，水失温煦气化，上逆凌心，外溢肌肤，此时以真武汤温补心肾、化气利水、回阳救逆。

本虚标实为本病发生发展变化的根本，热毒伤络是其重要病机。本虚为心的阴阳虚弱与失调；标实为痰瘀水湿停留，心体扩张；痰湿久瘀则生热毒，热毒耗伤气津，加重本虚。故治疗可循补气温阳或益气养阴，活血化痰，清热解毒诸法。

四、临床表现特点

心肌病早期心功能代偿多无明显不适表现，有些乏力胸闷等症状也往往被忽视，多在查体或患有其他疾病去医院时被发现，所以心肌病病人往往到中晚期才去医院，病史已有几年，且有明显心悸、胸闷、憋气、乏力等不适症状。

心肌病病史较长，病情逐渐发展，症状逐渐加重，到后期症状表现复杂严重，心慌心悸，胸闷气短，呼吸喘促，咳吐泡沫痰，动则喘促，咳逆倚息不得卧，畏寒肢冷，少尿水肿，乏力，面色萎黄或青紫，口唇紫暗，纳呆腹胀，口干舌燥，五心烦热，自汗盗汗，失眠多梦。甚则虚脱，冷汗淋漓等危重证候。

舌淡胖或暗红，苔黄厚腻，脉滑数或沉迟无力或结代三五不调。

1. 心电图表现：

（1）节律异常

本病多为窦性节律，但出现各种异位心律及传导障碍者不少见。常见的是过早搏动、传导阻滞及心房纤颤。

（2）P波改变

因心房负荷增加，故见P波改变。心房负荷以左房为主，也有左、右两侧心房负荷都增加的。

（3）QRS综合波的改变

原发性心肌病可出现异常Q波，多见于阻塞性，特别是有家族史的病例，可见1/3。异常Q波多见于aVL，其次见于左胸前、L3、aVF导联，其出现与室间隔肥厚及纤维化影响除极向量及电动力减弱有关。少数病例可出现预激波，机理不清。肥厚型心肌病呈左室肥厚图型者占60%～70%，也可有双室或右室肥厚图型。充血型心肌病可见明显低电压。在心肌病时有S–T段及T波改变者很常见。Q–T间期多延长。

2. 超声心动图表现：

（1）室间隔肥厚及左心腔缩小。

（2）二尖瓣开放与关闭的改变，肥厚型心肌病可见二尖瓣前叶在收缩期向前活动异常活跃。

（3）观察左室后壁的厚度及其活动情况，并可根据室间隔与左室后壁厚度之比判定是否为阻塞性心肌病。

五、辨证治疗

面对复杂严重病情，应针对病情不同阶段，理清证候脉络，抓住主要矛盾，针对关键，分清步骤，好药量足。多与患者沟通，让患者坚定信心，坚持不懈地进行调理。

心肌病的热毒证分为：气阴两虚热毒证、痰湿血瘀热毒证。

（一）气阴两虚热毒证

临床表现：心悸，气短，胃脘痞满，食后尤甚，食欲不振，面色苍白，心烦不舒，或有恶心呕吐，口干咽燥，目涩无泪，神疲乏力，头晕肢乏，手足心热，小便淡黄，大便干燥。舌红、苔少，边有齿印，脉细数。病史较长，心脏明显扩大或肥厚，出现心律失常、心力衰竭表现。

治法：益气养阴，清热解毒。

方药：

洋参15克　　黄芪45克　　麦冬30克　　五味子9克
生地15克　　黄连15克　　连翘15克　　半枝莲15克
丹参15克　　赤芍15克　　紫石英30克　　白术15克
木香9克　　甘草15克

水煎服，日一剂。

（二）痰湿血瘀热毒证

临床表现：胸闷，乏力，气促，胸痛，心悸，动则加重，喘憋咳痰，口唇紫暗，食少纳呆，眠差，下肢水肿，或面色晦暗，腹胀、纳呆、恶心。舌紫暗，苔黄腻，脉沉弱滑弦数。病史较长，心脏明显扩大或肥厚，出现心律失常、心力衰竭表现。

治法：祛湿化痰，清热解毒。

方药：

瓜蒌 15 克	半夏 9 克	茯苓 30 克	白术 15 克
泽泻 30 克	冬瓜皮 30 克	猪苓 30 克	五加皮 15 克
丹参 15 克	红花 12 克	水蛭 9 克	半枝莲 15 克
连翘 15 克	酸枣仁 15 克	黄芪 60 克	麦冬 30 克
木香 9 克	砂仁 6 克	三七粉 0.3 克（冲）	甘草 6 克

水煎服，日一剂。

慢性顽固性心衰气虚阳虚严重者，可加用西洋参、人参。心动过速、烦躁失眠多汗，阴虚火旺者应加生地、黄连，勿用桂附。

六、康复与保健预防

（一）心肌病患者常伴有充血性心力衰竭和各种心律失常，因此，心肌病患者的饮食应保证低盐，限制钠盐摄入量，注意钠、钾平衡，有利于预防心律失常和心力衰竭的发生。

心肌病患者应避免食用腌制品或其他含盐量高的食物，每日盐摄入量以 2 ~ 5 克为宜，重度或难治性心力衰竭应控制在每日 1 克。避免过冷、过热和刺激性食物，不饮浓茶、咖啡等。采用低热量饮食，控制体重，减轻心脏的负荷。多食新鲜的蔬菜和水果，膳食平衡，补充适量蛋白质，保证心肌营养修复的需要。

心肌病应多食土豆。土豆含有较多的维生素 C 和钠、钾、铁等，尤以钾含量最为丰富，是少有的高钾蔬菜。心肌病人常吃土豆，既可以补钾，又可以补充糖、蛋白质、矿物质、维生素，这对心肌病的康复起到一定辅助作用。

心肌病应多食冬枣，冬枣含有丰富的维生素和钾、钠、铁微量元素，能维持血管壁的弹性；冬枣中还含有较高的环磷酸腺苷，可以调节免疫系统，具有增强心肌收缩力，防止心肌病的作用。某些类型的心肌病比如遗传类无法预防。由于其他疾病可能会导致限制型心肌病，所以对其的预防也不一定总是成功。有时候，人们通过预防一些潜在的疾病或者对这些疾病尽早采取治疗措施，就可以成功地阻止限制型心肌病的发作。

（二）心肌病，特别是酒精性心肌病应严格戒酒。戒酒后病情可能会有一定程度的稳定和康复。

（三）根据身体情况心功能适当进行体力活动，如散步、太极拳、体操等体育锻炼。但切忌不可过累，注意休息，病情严重时应卧床休息。

（四）心肌病患者应注意控制消除咽部、胆囊、肠道、胃幽门螺旋杆菌感染急慢性炎症，避免发生由于长期慢性炎症造成的免疫性心脏损害。一旦感冒发烧或腹泻，应积极抗菌消炎治疗。

（五）积极治疗可能导致心肌病的原发病。某些疾病可能会并发心肌病，如冠心病、高血压病和心脏病发作。应积极预防和治疗这些疾病。

（六）心肌病患者，特别是已有心力衰竭者，治疗过程中尽量口服药物，减少静脉输液，避免加重心脏负担。如果医生能够确定某患者存在心脏猝死的极高风险，就可以通过为其安装“植入性心律转复除颤器”来预防猝死的发生。

第十五章 心力衰竭

心力衰竭是指在静脉回流正常的情况下，不同病因引起的心脏舒缩功能障碍，使心排血量绝对或相对减少，不能满足机体组织代谢需要的一种病理生理状态。心力衰竭是常见的临床综合征，是各种病因引起的心血管疾病的严重或终末阶段。

祖国医学多将慢性心衰归属于“心悸”“喘证”“胸痹”“水肿”“积聚”等范畴。目前也有直接以“心衰病”命名。

一、沿革与发展

祖国医学对“心力衰竭”的相关论述最早可见于《内经》，如《素问·逆调论》载“若心气虚衰，可见喘息持续不已”及“夫不得卧，卧则喘者，是水气之客也”。《内经》将慢性心衰的病因总结为外感邪气、饮食内伤、过度劳累等。《素问·痹论》曰“风寒湿三气杂至，合而为痹也……脉痹不已，复感于邪，内舍于心……心痹者，脉不通，烦则心下鼓，暴上气而喘，嗌干善噫，厥气上则恐……所谓痹者，各以其时，重感于风寒湿之气也”。《素问》曰“是故多食咸，则脉凝泣而色变”“味过于甘，心气喘满”。《素问·举痛论》曰“劳则喘息汗出，外内皆越，故气耗矣”。

张仲景在《内经》基础上又提出“心水、支饮”，如《金匮要略》曰：“心水者，其身重而少气，不得卧，烦而躁，其人阴肿”、“膈间支饮，其人喘满，心下痞坚，面色黧黑”。现在医家多将慢性心衰归属于“心悸”“喘证”“胸痹”“水肿”“积聚”等范畴。《伤寒明理论》指明心悸病机，“一者气虚，二者痰饮”。《金匮要略·水气篇》云“心水者，其身重而少气，不得卧，烦而悸，其人阴肿”。

《金匮要略·痰饮咳嗽篇》云“水停心下，甚者则悸，微者短气”。故慢性心衰病机多为心气、心阳虚衰，水液停聚，出现心悸、气短、喘息、水肿等症状。而体内水液运行失布，停聚心下或四肢为突出表现。

“心衰”一词首见于《千金方》：“心衰则伏。”《圣济总录·心脏门》亦有记载，“心衰则健忘，不足则胸腹胁下与腰背隐痛，惊悸……”慢性心力衰竭古代多隶属于“心痹”“心胀”“心水”“支饮”的范畴。《华佗神方》载“心胀则短气，夜卧不宁，时有懊侬，肿气来往，腹中热，喜水涎出”。

《诸病源候论·水肿病诸候》指出：“夫水之病，皆生于腑脏……寻其病根，皆由荣卫不调，经脉痞涩，脾胃虚弱，使水气流溢，盈散皮肤，故令遍体肿满，喘息上气，目案浮肿，颈脉急动，不得眠卧，股间冷，小便不通，是其候也。”《诸病源候论·心悬急懊痛候》认为“其痛悬急懊者，是邪迫于阳气，不得宣畅，壅瘀生热，故心如悬而急烦懊痛也”，阐述了壅瘀生热的病机转归，是内生热邪在本病的体现。

二、病因病机

现在医家对心衰病因病机的认识，多认为心衰由心病日久不愈或感受外邪，饮食、情志内伤，年老体衰，先天禀赋不足引起。病位在心，与肺、脾、肾等密切相关，病机多为本虚标实，本虚指心气、心阴、心阳虚衰，标实指水饮、痰浊、瘀血内停。基于以上认识，目前治疗慢性心衰，多从补气温阳利水活血化瘀治疗。这些治法，具有明确效果。但从近几年临床实践看，由于心衰病人病程缠绵，气虚血瘀、痰瘀互结日久阴虚火旺；长期服用大量辛热温阳的药物，耗气伤阴，伤阴助火。因此，郁而化热，阴虚火旺，热甚成毒的病机不容忽视，特别是慢性顽固性心衰病人，阴虚火旺热毒病机颇为常见。热毒由隐伏到凸现，由轻到重逐渐成为其重要病机，甚至成为其首要病机，导致机体正气衰败，病机错综复杂胶结，疾病日趋恶化。

《金匮要略心典》载“毒，邪气蕴结不解之谓”，内毒多在七情内伤、饮食失节、劳逸失调等及年老体衰或久病的基础上形成，由于脏腑气血阴阳功能失调导致机体生理或病理代谢产物不能及时排出，蕴积体内不解，最终致邪气亢生，败坏形体而痹阻心脉。毒邪易与热相兼为病，更易郁而化热生火，所谓“无邪不有毒，热从毒化，变从毒起，瘀从毒结”。痰湿瘀血郁久化热，热甚成毒，因此，热毒是慢性顽固性心力衰竭久病反复发作的病理特征。

心力衰竭从早期到晚期病机发展的大致过程是气虚水湿——气阴两虚、水湿血瘀——阳虚水聚血瘀——阳虚水血瘀滞、阴火热毒。

三、临床表现特点

心衰患者除了多以胸闷、胸痛、头晕、全身乏力，气短，不能平卧或伴有全身水肿以外，常伴有心慌心跳、失眠多汗、烦躁激动、口干口苦、舌红苔黄厚、脉沉弱数促为主症。病程久，病症复杂，顽固难愈，险恶多变为其临床特征。

四、辨证分型

（一）心肺气虚，瘀热互结

症状：胸闷气喘，心悸，活动后诱发或加重，神疲乏力，咳嗽，痰黏稠，面色苍白，或有紫绀。舌质红，或紫暗，有瘀点、瘀斑，苔黄，脉沉细、虚数。

治法：补益心肺、清热化瘀。

方药：保元汤合桃红四物汤加减。

人参 10 克（单煎）	黄芪 15 ~ 30 克	肉桂 6 克	茯苓 15 克
白术 15 克	桃仁 12 克	红花 12 克	当归 15 克
川芎 15 克	赤芍 15 克	连翘 15 克	黄芩 12 克
瓜蒌 15 克	葶苈子 15 克	甘草 6 克	大枣 5 枚

水煎服，日一剂。

（二）气阴两虚，瘀热互结

症状：胸闷气喘，心悸，动则加重，乏力自汗，两颧泛红，口燥咽干，五心烦热，失眠多梦，或有紫绀。舌红少苔，或紫暗，有瘀点、瘀斑，脉沉细、虚数或涩、结代。

治法：益气养阴、清热活血。

方药：生脉散合黄连解毒汤加减。

西洋参 10 克（单煎）	黄芪 15 ~ 30 克	麦冬 15 克	五味子 9 克
黄精 15 克	玉竹 10 克	桃仁 10 克	红花 10 克
川芎 10 克	赤芍 15 克	车前草 15 克	冬瓜皮 20 克

连翘 15 克　　黄芩 15 克　　栀子 12 克　　知母 12 克
黄柏 9 克　　炙甘草 9 克

水煎服，日一剂。

（三）心肾阳虚，水湿停聚

症状：胸闷气喘、心悸、咳嗽、肢冷、畏寒，尿少浮肿，自汗，汗出湿冷。舌质暗淡或绛紫，苔白腻，脉沉细或涩、结代。

治法：益气温阳、活血化瘀。

方药：参附汤合苓桂术甘汤加味。

红参 10 克　　制附子 10 克　　茯苓 15 克　　白术 15 克
桂枝 9 克　　丹参 30 克　　赤芍 15 克　　红花 12 克
炒葶苈子 30 克　　车前草 15 克　　泽泻 12 克　　猪苓 12 克
大枣 12 克

水煎服，日一剂。

（四）阴火热毒，水聚血瘀

症状：胸闷气喘、心悸、下肢水肿，乏力，腹胀纳少，消瘦，唇绀，尿少，大便溏。亦常见心动过速、烦躁失眠、多汗、口干等阴虚火旺症状。舌淡胖暗苔白滑，或舌红少苔，脉沉弱促数结代等。多见于慢性顽固性心力衰竭。

治法：降火解毒、活血利水。

方药：当归六黄汤合五苓散加减。

生地 15 克　　黄连 9 克　　黄芩 12 克　　黄柏 12 克
栀子 12 克　　黄芪 45 克　　麦冬 15 克　　茯苓 15 克
白术 12 克　　泽泻 15 克　　猪苓 15 克　　车前草 30 克
葶苈子 30 克　　厚朴 12 克　　砂仁 6 克　　红花 12 克
丹参 15 克　　大枣 12 克

水煎服，日一剂。

按语：若病情较重，或见畏寒，可加大黄芪药量，另加西洋参、人参、仙灵脾、菟丝子、羌活等，避免使用大剂量姜桂附温阳之品，否则，导致心率加快，血压升高，烦躁失眠出汗加重，从而加重心力衰竭病情。“疲惫之马不可猛促”，此时的心脏亦应缓息滋养、排毒降火，维持阴阳相对平衡，让其平稳过渡。

五、康复和保健预防

（一）调摄精神，避免情绪激动

《灵枢·口问》云“心者。五脏六腑之大主也，故悲哀愁忧则心动”。说明精神情志变化可直接影响于心，故应避免忧思恼怒等不良情绪刺激。

（二）饮食有节

过食肥甘厚味，以及饮酒吸烟等不良嗜好可影响体内气机的运行，导致本病的发生，因此应多食清淡食物，注意营养平衡，保持大便通畅。

（三）劳逸结合

本病应多休息，不可过度劳累及运动，否则可引起心气不足，加重本病，因此应注意适当活动。

（四）病史缠绵，应坚持长期治疗

在临床治疗获效后应坚持巩固治疗，坚持服药，若有不适，及时就诊。

第十六章　糖尿病

糖尿病是一种多病因的代谢疾病，其特点是慢性高血糖，伴随因胰岛素分泌或作用缺陷引起的糖、脂肪和蛋白质代谢紊乱。现代中医学认为本病当属中医学“消渴”范畴。

一、历史沿革

消渴之名始见于《素问·奇病论》，其中记载“有病口甘者……名为脾瘅……此肥美之所发也，其人必数食甘美而多肥也，肥者令人内热，甘者令人中满，故其气上溢，转为消渴”，即饮食不节，多食膏粱厚味者，人多肥胖，内里易生火热，而发消渴，提示消渴病机为“火热内生”。汉代张仲景在《金匮要略·消渴小便不利淋病脉证并治》中云“胃中有热，即消谷引饮”，并最早提出治疗方药——白虎加人参汤。

至魏晋南北朝服石之风兴盛，隋代巢元方在《诸病源候论》中指出“夫消渴者……由少服五石诸丸散……石势独盛，则肾为之燥，故引水而不小便也”，说明药石燥烈伤阴是消渴病的常见病因。而唐代孙思邈《备急千金要方》更指出“凡积久饮酒，未有不成消渴……遂使三焦猛烈，五脏干燥”，认为饮酒积热可以伤阴。孙思邈的代表方黄连丸由黄连、生地两味组成，一味清热为主，一味清热养阴生津，猪肚丸亦由大量清热养阴生津药组成。不论药石燥烈伤阴，还是饮酒积热伤阴均提示了内热在消渴发展中的重要作用。

宋代《圣济总录》载“论消渴者，渴而引饮……内燥津液……久不治则经络壅涩”，不仅提出消渴热伤津液的基本病机，还指出消渴的转归之经络壅塞。金元刘河间《三消论》云“消渴者……耗乱精神，过违其度，而燥热郁盛之所成也。此乃五志过极，郁热伤津，致令消渴”说明长期精神刺激，或五志过极，可以导致郁热伤津，发生消渴。清代叶天士《临证指南医案·三消》中“心境愁郁，内火自燃，乃消症大病”与之前后呼应。这均为从火热论治消渴提供了依据。

二、病因病机

消渴与多种因素有关，饮食不节、情志失调，房劳过度、过服温燥等。大都认为是阴津亏损、燥热内盛，阴虚为本、燥热为标。正如《金匮要略心典》指出:“毒，邪气蕴结不解之谓。”清代温病学家更多“热极成毒”之论。糖尿病病程缠绵，多为心系疾病的发病原因，因此，上述温热邪气，蕴久成毒，因此热毒是糖尿病消渴的重要病机。病变涉及五脏六腑，但以肺、胃、肾为主。

（一）饮食不节，伤阴耗津

张子和《儒门事亲·三消之说当从火断》曰：“故膏粱之人，多肥甘之渴、石药之渴。”宋代《圣济总录·三消统论》曰：“消瘅者，膏粱之疾也，肥美之过，积为脾瘅，瘅病既成，乃为消中，皆单阳无阴，邪热偏胜故也。”即嗜食膏粱肥甘，或服燥烈石药，内热易生，而成消渴，说明饮食不节在消渴发病中占据重要地位。

（二）情志失调，郁久化火成毒

《灵枢·五变》载：“夫柔弱者，必有刚强，刚强多怒，柔者易伤也……怒则气上逆，胸中蓄积，血气逆留，宽皮充肤，血脉不行，转而为热，热则消肌肤，故为消瘅。”说明情志失调，气机不畅，帅血不行，郁久化火，而成消渴。

（三）瘀血内阻，郁而化热成毒

汉代张仲景在《金匮要略·消渴小便不利淋病脉证并治》中云“病者如热状，烦渴，口干燥而渴，其脉反无热，此为阴伏，是瘀血也”，瘀血久积体内，化火伤阴，致津液亏虚，使人烦渴多饮。

（四）肾精亏虚，虚火内炽成毒

《诸病源候总论》在“消渴候”中“由少时服乳石，石热盛时，房室过度，致令肾气虚耗，下焦生热。热则肾燥，燥则渴，肾虚又不得传制水液，故随饮小便”。明代张景岳在《类经·消瘅热中》中引《袖珍方》云：“盛壮之时，不自保养，快情态欲，饮酒无度，食脯炙丹石等药，遂使肾水枯竭，心火燔盛，三焦猛烈，五脏渴燥，由是渴利生焉。”以上叙述均说明，肾精亏损，虚火内生，五脏不得濡养，而发消渴。

现代医学糖尿病病理生理研究—分子生物学炎症机制研究日趋深入，认为胰岛B细胞功能进行性减退和胰岛素抵抗是糖尿病病情持续进展的重要原因，而糖毒性、脂毒性、药物、炎症及免疫因素等都参与其中，“热毒”在糖尿病病情进展过程中的重要地位应受到重视。

三、临床表现特点

除了多食、多饮、多尿外，情志不遂化火者可伴有心烦、失眠、溺赤、口舌生疮、头痛眩晕、耳鸣、面红目赤等；饮食不节化火者可伴有牙龈肿痛、牙宣出血、胃脘灼热、口臭、舌苔黄燥或黄腻；瘀血内阻化热者面有瘀斑、上肢痛、下肢痛、心前区痛、肢体麻木、半身不遂、月经血块多、舌黯、舌有瘀斑、舌下静脉青紫或怒张；肾精亏损，虚火内炽者可伴有腰膝酸软、耳聋耳鸣、五心烦热、潮热盗汗、舌红苔少、脉细数等。

四、辨证论治

糖尿病及其并发症病证复杂、病势多变，除清热治法外，常须配合扶正、化痰、祛瘀等其他治法。

（一）气阴两虚热毒

1. 肺热伤津证

主症：口渴引饮，口舌干燥，尿频量多，烦热多汗。舌边尖红，苔薄黄，脉洪数。

治法：清热降火，生津止渴。

方药：消渴方加减。天花粉、葛根、麦冬、生地、藕汁生津清热，养阴增液，黄连、黄芩、知母清热降火。若烦渴不止、小便频数，脉数乏力者，为肺热津亏，气阴两伤，可选用人参、黄芪等益气之品。

2. 胃热炽盛证

主症：多食易饥，口渴，尿多，形体消瘦，大便干燥。舌苔黄，脉滑实有力。

治法：清胃泻火，养阴增液。

方药：玉女煎加减。生石膏、知母、黄连、栀子清胃泻火，玄参、生地、麦冬养肺胃之阴。若大便秘结不行，可用增液承气汤增水行舟，待大便通后，再转上方治疗。本证亦可选白虎加人参汤，生石膏、知母清肺胃热，人参益气养阴，甘草、粳米益胃生津。

（二）痰郁热毒

主症：口渴引饮，口苦，体胖、困重、乏力。舌红，苔黄腻，脉濡，或脉弦滑。糖尿病并发症严重，肾损害肾功异常，神经病变，周围血管病变等。

治法：清热化痰。

方药：黄连温胆汤加减。半夏、陈皮、茯苓、枳实健脾化痰，黄连、竹茹清热降火。若平素心烦、易怒可加用柴胡、香附等疏肝理气之品。

（三）血瘀热毒

主症：口渴，目赤、眼干、视物模糊、耳鸣耳聋、口臭、胸痛、皮肤干燥脱屑、上肢痛、下肢痛、心前区痛、肢体麻木、半身不遂、月经血块多、大便稀或大便先干后稀。苔白、舌生瘀点，脉弦数。

治法：活血化瘀，清热解毒。

方药：桂枝茯苓丸合黄连解毒汤加减。赤芍、桃仁、丹皮活血化瘀，黄连、黄芩等清热解毒。

五、清热解毒药在糖尿病中的应用

中国医学科学院药物研究所陈其明等实验研究发现黄连水煎剂可以降低正常小鼠血糖；黄连的主要成分小檗碱可以降低正常小鼠、四氧嘧啶糖尿病小鼠和自发性糖尿病 KK 小鼠的血糖。给正常小鼠腹腔注射葡萄糖或肾上腺素可以引起血糖升高，小檗碱可以对抗这两种作用。给小檗碱后，可以改善 KK 小鼠的葡萄糖耐量。陆付耳等研究发现马齿苋能减轻 2 型糖尿病大鼠体重，改善糖耐量和脂代谢紊乱，降低血清游离脂肪酸，减轻高胰岛素血症，提高胰岛素敏感性，及改善胰岛素抵抗。

有研究发现清热解毒方（由黄连、黄芩、大黄、双花、玄参、生地、西洋参、丹参组成）能明显改善患者的症状体征，降低患者血清肿瘤坏死因子（TNF-α）、白细胞介素 -6（IL-6）水平，从而改善胰岛素抵抗，达到治疗糖尿病的目的。

杨彬等研究显示凉膈散与黄连解毒汤均能显著降低糖尿病小鼠的血糖、血清胰岛素以及血甘油三酯和总胆固醇，能改善糖尿病鼠胰岛素抵抗。谭燚等研究显示黄连解毒汤可明显改善糖尿病的炎症反应程度与胰岛素（INS）信号传导。张益钧等研究显示三黄汤与普济消毒饮具有降糖、调脂作用，可降低 TNF-α 炎症因子的表达与释放、减少 TNF-α 对胰岛素信号正常转导的干扰。

可见单味、复方清热解毒之品均可减轻炎症反应，改善胰岛素抵抗，降低血糖，从而达到治疗糖尿病的目的。这也就从侧面说明了消渴热毒学说的正确性。

六、糖尿病的预防调护

1.本病除药物治疗外，注意生活调摄具有十分重要的意义。正如《儒门事亲·三消之说当从火断》说：“不减滋味，不戒嗜欲，不节喜怒，病已而复作。能从此三者，消渴亦不足忧矣。”其中尤其是节制饮食，具有基础治疗的重要作用。在保证机体合理需要的情况下，应限制粮食、油脂的摄入，忌食糖类，饮食以适量米、麦、杂粮，配以蔬菜、豆类、瘦肉、鸡蛋等，定时定量进餐。

2. 戒烟酒、浓茶及咖啡等。

3. 保持情志平和，制定并实施有规律的生活起居制度。

参考文献

[1] 赵进喜，庞博 . 糖尿病清热解毒治法探讨 [J]. 中华中医药杂志，2011，26 (7):1471-1474.

[2] 陈其明，谢明智 . 黄连及小蘖碱降血糖作用的研究 [J]. 药学学报，1986(06).

[3] 肖凤英，陆付耳，徐丽君 . 马齿苋不同部位对 2 型糖尿病大鼠胰岛形态结构的影响 [J]. 中国中医基础医学杂志，2006(5):392-395.

[4] 清热解毒方对 2 型糖尿病模型大鼠血清炎症因子 TNF-α、IL-1、IL-6 的干预研究 [J]. 环球中医药，2012(08).

[5] 杨彬，马景，俞恒桑，等 . 凉膈散与黄连解毒汤对 2 型糖尿病小鼠血糖、血脂及胰岛素水平的影响 [J]. 浙江中西医结合杂志，2009，19(6):337-338.

[6] 谭燚，陆付耳，徐丽君，等 . 黄连解毒汤对 2 型糖尿病大鼠血清炎性介质和标志物水平的影响 [J]. 中国医院药学杂志，2005，25(12):1113-1115.

[7]张益钧，沈利水，戴盛锋，等.三黄汤与普济消毒饮干预2型糖尿病小鼠胰岛素信号错误转导的机理研究[J].中医药学报，2009，37(2):25-28.